TRAITEMENT EFFICACE

ET PRATIQUE

DE LA

Tuberculose Pulmonaire

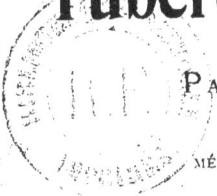

PAR LE Dʳ J.-F. LARRIEU

LAURÉAT DE L'ACADÉMIE DE MÉDECINE

MÉDECIN DE L'HÔPITAL DE MONTFORT-L'AMAURY

PRIX : **2** FRANCS

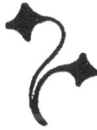

PARIS

LIBRAIRIE **VIGOT**, FRÈRES

23, RUE DE L'ÉCOLE DE MÉDECINE, 23.

—

1914

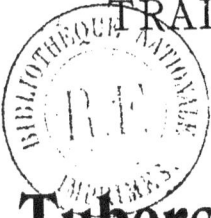

TRAITEMENT EFFICACE
ET PRATIQUE
DE LA

Tuberculose Pulmonaire

PAR LE DR J.-F. LARRIEU

LAURÉAT DE L'ACADÉMIE DE MÉDECINE

MÉDECIN DE L'HÔPITAL DE MONTFORT-L'AMAURY

PRIX : **2** FRANCS

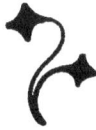

PARIS

LIBRAIRIE **VIGOT**, FRÈRES

23, RUE DE L'ÉCOLE DE MÉDECINE, 23.

1914

TRAITEMENT EFFICACE ET PRATIQUE

DE LA

TUBERCULOSE PULMONAIRE

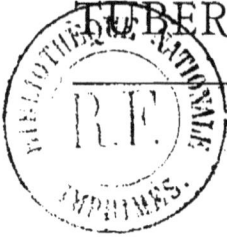

CHAPITRE PREMIER

IMPOSSIBILITÉ D'APPLIQUER A LA MAJORITÉ DES
MALADES LES SEULS TRAITEMENTS RELATIVEMENT EFFI-
CACES DE LA TUBERCULOSE ET DE LA PHTISIE PULMO-
NAIRES. — CURABILITÉ DU MAL, DANS TOUS LES MILIEUX
SOCIAUX, PAR UNE MÉDICATION SIMPLE ET PRATIQUE.

La tuberculose pulmonaire est susceptible de guérison
à ses diverses périodes, tous les médecins en convien-
nent, avec plus ou moins de restrictions pourtant. Mais
le point sur lequel l'accord est encore plus unanime,
c'est que le traitement, et en particulier la cure de repos,
jugée indispensable aujourd'hui, n'est applicable qu'à
un petit nombre de malades : « Rien, disait il y a quelque
trente ans le prof. Jaccoud, dans une de ses leçons cliniques, rien n'est plus difficile à concilier avec les exi-
gences ordinaires de la vie, rien enfin n'est plus coûteux
que le traitement de la phtisie pulmonaire... Ces difficultés, ajoutait-il, vous les rencontrerez dès le début de
votre pratique et vous ne tarderez pas à reconnaître
qu'il y a un abîme entre la phtisie des riches et celle des
classes pauvres au point de vue des résultats de la thérapeutique... Lorsque j'avance que la phtisie pulmonaire
est curable, cette proposition ne vise que la maladie
convenablement traitée, et les faits trop nombreux
dans lesquels l'incurabilité résulte avant tout de l'impos-

sibilité d'un traitement complet ne peuvent en aucune manière affaiblir la valeur de mon affirmation. » Le même professeur reconnaissait encore que l'hospitalisation des phtisiques dans une grande ville est incompatible avec les moyens fondamentaux de ce traitement, et qu'il n'y avait pas lieu d'être surpris si alors la phtisie affirme une incurabilité presque constante.

Il ne semble pas qu'à l'heure actuelle les conditions du traitement des tuberculeux pauvres se soient sensiblement améliorées. M. le prof. Brunon, qui vient de faire paraître sur la tuberculose un travail où il y a tant d'excellentes choses, en est réduit à dire : « N'est-ce pas une amère dérision que de conseiller dans une consultation d'hôpital le repos, l'alimentation, l'aération, à un ouvrier, à une ouvrière, qui vit au jour le jour? » Et plus loin : « A quelle amère ironie est condamné le médecin d'hôpital ou de dispensaire quand il doit prescrire le repos à l'ouvrier malade dont la famille vit au jour le jour? Comment veut-on que cet ouvrier ait le repos moral, quand bien même il pourrait prendre le repos physique? »

Que penser, après cet aveu, de la cure de recalcification préconisée par le Dr Ferrier il y a quelque sept ou huit ans? On lui reproche d'être basée sur une erreur scientifique formelle[1], ce dont il n'y aurait certainement pas

---

1. Il résulte des études ou expériences de divers auteurs, MM. Robin, Gouraud, Ott, etc., que, chez les bacillaires, en dehors de leurs périodes d'amaigrissement, l'excrétion saline est équivalente et analogue à celle des sujets sains. La phosphaturie est abondante dans la période d'amaigrissement, et dure autant que cette dernière, ce qu'avaient déjà constaté divers auteurs, notamment le prof. Jaccoud, qui y revient à plusieurs reprises dans ses leçons cliniques. Elle n'est d'ailleurs pas spéciale à la granulose. Somme toute, la déminéralisation des tuberculeux, bien que possible, n'est nullement démontrée, et il n'a pas été formellement prouvé qu'il y ait chez ces malades un déficit sensible concernant le phosphore ou la chaux. Il n'est pas davantage acquis que l'apport thérapeutique d'une plus ou moins grande quantité de sels minéraux dans l'organisme ait une influence bienfaisante directe sur la tuberculose pulmonaire en particulier.

lieu de tenir compte, si elle était pratique et d'une efficacité certaine et constante. Mais elle a le grand inconvénient d'imposer, comme accessoire obligé, un régime
rigoureux, si différent de nos habitudes alimentaires,
que beaucoup, et même la plupart des malades auxquels
on le prescrit, ne veulent pas le suivre, ou, après l'avoir
accepté avec répugnance, ne tardent pas à l'abandonner
complètement. Je reviendrai sur ce point en parlant du
régime des tuberculeux et des troubles gastriques chez
ces derniers. D'ailleurs le traitement est par lui-même
assez peu efficace, puisque sur les lésions locales des deuxième et troisième degrés, on compte seulement de dix
à douze pour cent de succès plus ou moins indiscutables,
certainement pas définitifs, et ce de l'aveu même des
médecins qui le prônent le plus. Il paraît avoir à la vérité
une action heureuse, au début, sur l'état général même
des malades réputés incurables ; mais il ne jouit de cette
efficacité relative et non continue d'ailleurs, que si les
tuberculeux à quelque période qu'ils soient « peuvent
être placés en même temps dans des conditions raison-
nables d'hygiène et de repos. » (Dr SERGENT). Enfin l'on
convient que la cure de recalcification, telle qu'elle a
été donnée par son auteur, manque du *stimulus* nécessaire pour permettre à l'organisme de multiplier et de
développer ses propriétés défensives, et force a été aux
engoués de la première heure d'y adjoindre, qui l'adré-
naline, (Dr SERGENT), qui un produit arsénical (Drs
COMBY et GALLIOT). En somme, traitement d'application difficile pour ne pas dire impossible à la généralité
des malades, d'une efficacité très relative et qui, dans la
tuberculose et la phtisie confirmées, ne donne pas de
meilleurs résultats que la cure de repos et d'aération,
alliée à une hygiène alimentaire bien entendue.

Je ne citerai que pour mémoire les essais de traitement de la tuberculose par des sérums prétendus

spécifiques qui n'ont en général pour résultat final que d'aggraver la maladie.

Je puis pourtant affirmer, à la suite d'expériences et d'essais thérapeutiques remontant à près de vingt-cinq ans, *qu'il est souvent possible d'améliorer, même très sensiblement et d'une façon durable, indéfinie, l'état d'un phtisique pulmonaire plus ou moins avancé, quel que soit le milieu social auquel il appartient, et que, neuf fois sur dix, la tuberculose confirmée du poumon est guérissable, si le sujet qui en est atteint a la chance de pouvoir être soumis dès le début de son mal, tout au moins dans les six premières semaines, à un traitement approprié.* Je ne fais d'exception que pour les malades dont la tuberculose prend d'emblée la forme de fièvre continue avec élévation accentuée de température (granulie aiguë) et pour la pneumonie caséeuse dans sa période active, où d'ailleurs son caractère spécifique est ordinairement malaisé à déterminer.

En ce qui concerne les phtisiques pulmonaires que j'ai eu à soigner, je citerai tout particulièrement un ouvrier agricole dont le cas est certainement des plus curieux au point de vue du résultat obtenu. Ce malade, breton quelque peu adonné à l'alcool (l'on sait combien chez les tuberculeux l'usage immodéré des boissons spiritueuses rend non seulement toute amélioration difficile, mais encore précipite le dénouement fatal), a été atteint, à une époque impossible à préciser[1], de tuberculose pulmonaire; mais il était déjà phtisique il y a plus de cinq ans. Lorsque je le vis pour la première fois, au mois d'août 1909, il était dans un état très accentué

---

1. Agé aujourd'hui de 28 ans, il n'a fait après son incorporation, que cinq mois de service actif à la suite desquels, étant tombé malade, il en a passé trois à l'hôpital de Vincennes. Réformé temporairement à sa sortie il le fut définitivement quelques mois après, sans avoir pu reprendre son service.

de déchéance physique et d'amaigrissement et avait
dû renoncer à travailler depuis plus d'un an. Les deux
sommets étaient largement atteints en avant et en arrière; il existait en outre à la base du poumon droit un
foyer de pneumonie caséeuse, et, en avant du sternum
vers la partie médiane de cet os, un abcès froid non
ouvert. Les ongles étaient incurvés, et il existait vers
le soir aux malléoles un œdème qui disparaissait par le
repos de la nuit. Il y avait enfin une tachycardie permanente (P= 90 à 100 pulsations). Au bout de trois à
quatre mois de traitement, le malade avait vu son état
s'améliorer très sensiblement, et il avait suffisamment
récupéré de forces pour pouvoir reprendre partiellement ses occupations. Il put même, à partir du printemps
de 1910, se livrer aux travaux souvent rudes des champs
et gagner sa vie. Les lésions des sommets (dans lesquels
j'ai pu constater, à en juger par les signes stéthoscopiques et l'expectoration, la formation successive de
petites cavernes et leur guérison dans un espace de trois
à six semaines) ont fini à la longue par se cicatriser.
Bien entendu l'amplitude respiratoire de ces sommets
est restée très amoindrie, et la respiration elle-même
assez rude : mais on n'y constate plus à l'auscultation
aucun bruit pathologique. Dans le foyer de la base du
poumon droit j'ai constaté à deux reprises la fonte de
deux masses tuberculeuses avec expectoration momen-
tanée très abondante de gros crachats purulents et plus
ou moins sanguinolents. Mais à partir du moment où
le malade avait pu reprendre ses travaux, l'expectoration, déjà très modifiée, était devenue simplement mu-
queuse et peu abondante. Les signes stéthoscopiques ont
toujours décelé au niveau du foyer caséeux la persistance d'une simple congestion chronique, avec souffle
caverneux sur un point. Entre temps l'abcès froid d'origine sternale constaté lors du premier examen, s'était

ouvert spontanément, et il est resté un trajet fistuleux donnant jour à un écoulement de pus très peu abondant, et contre lequel il n'a été institué aucun traitement spécial. En somme, tout était pour le mieux, lorsque le malade fit au mois de mars 1913 une grosse imprudence d'où il résulta une forte grippe avec vaste foyer de congestion aiguë au niveau et tout autour du foyer primitif, embarras gastro-intestinal, nausées, et adynamie complète. Au bout d'un à deux mois les symptômes pulmonaires se sont sensiblement amendés, mais le catarrhe gastro-intestinal a persisté, plus ou moins intense ainsi que la prostration des forces. Au cours du troisième mois le malade a pu se lever régulièrement. Il a eu entre temps deux ou trois poussées de rhumatisme articulaire subaigu, et à l'heure actuelle les articulations tibio-tarsiennes et celles des poignets sont encore une peu plus volumineuses que normalement. L'expectoration est restée sensiblement plus abondante et toujours purulente, le pouls avec une accélération sensible (P= 86 à 96), et il y a tous les soirs un œdème malléolaire assez accentué. Néanmoins depuis six mois, et quoique ne suivant plus que partiellement le traitement anti-tuberculeux, le malade a pu se livrer à quelques menus travaux de jardinage ou d'intérieur, mais en conservant une susceptibilité plus grande qu'auparavant à la fatigue et aux refroidissements. En outre un nouvel abcès osseux paraît se former vers l'extrémité antérieure de la huitième côte droite. Mais le malade ayant repris le traitement dans toute son intégrité, sent ses forces revenir et il espère pouvoir encore une fois reprendre ses travaux habituels. Le résultat obtenu, tout imparfait qu'il est, me paraît d'autant plus appréciable qu'il s'agit d'un malheureux, vivant, il est vrai, au grand air, mais obligé de vivre du régime habituel aux ouvriers des champs, dont les fonctions digestives n'ont jamais été parfaites, et sont même beaucoup plus défectueuses depuis la complication survenue il y a près d'un an.

Mais où le traitement est susceptible de donner des résultats brillants et durables, c'est chez les tuberculeux que les circonstances permettent de traiter *au début même des manifestations indiscutables du mal*. En disant cela, j'ai surtout en vue les tuberculoses pouvant se produire ou prendre un brusque développement à la suite d'affections aiguës telles qu'une pleurésie, une pneumonie ou une broncho-pneumonie, ou, ce qui a été souvent constaté depuis quelque vingt ans, être la conséquence d'infections grippales plus ou moins diffuses, mais accompagnées de manifestations broncho-pulmonaires, et d'embarras gastro-intestinaux plus ou moins intenses et très tenaces. Pour ceux-là, on peut les tirer d'affaire, sinon tous, du moins dans une très forte proportion, et assurer chez eux la disparition des lésions et la guérison définitive, grâce à un traitement de deux à six mois de durée, et, exceptionnellement, dans les cas d'infiltrations pulmonaires très étendues et massives, d'une durée supérieure.

Même la tuberculose liée à certains états tels que la syphilis, la grossesse et le diabète, associations qui la font volontiers taxer par les auteurs actuels de presque incurabilité, est susceptible, le plus souvent, d'une amélioration durable ou permanente, et, dans nombre de cas, de guérison parfaite.

Quant à la tuberculose provoquée par l'exercice de certains métiers à poussières chez les individus prédisposés (boulangers, tailleurs de grès, notamment), elle semble encore plus facilement et plus promptement curable que les autres, à la condition toutefois que les malades changent de métier, et suivent le traitement voulu.

La guérison, totale ou relative, sera bien entendu plus

ou moins longue à obtenir suivant les conditions dans
lesquelles se trouveront placés les sujets à traiter, la
forme elle-même et les divers modes d'évolution de la
maladie, considérée à la fois au double point de vue cli-
nique et anatomique, la force de réaction dont sera susceptible l'organisme, enfin le fonctionnement plus ou
moins satisfaisant des voies digestives. Mais, somme
toute, c'est l'état général du malade et la manière dont
se comportent ses organes digestifs qui dominent la
situation, dans le traitement de la tuberculose pulmonaire. Si la déchéance organique au moment de la mani-
festation initiale du mal, est due à une cause accidentelle
et passagère, si l'assimilation se fait bien, la guérison
sera facile à obtenir. Si l'état général laisse à désirer
depuis longtemps, s'il existe un catarrhe gastro-intestinal accentué et tenace, il faudra souvent se contenter
de réaliser la résistance au mal et d'empêcher les progrès
de ce dernier, avec seulement une amélioration plus ou
moins grande des lésions locales. Les tuberculoses qui
s'installent d'une façon insidieuse, sans réaction organique
appréciable, précédées le plus souvent d'une petite toux
sèche, intermittente ou sans gravité apparente pour le
sujet, et sans expectoration, sont très tenaces et peu susceptibles d'une guérison définitive. Il est vrai qu'on est
très rarement appelé à les traiter à leur début. De même
sont voués à l'incurabilité les sujets chez lesquels l'amaigrissement est précoce et progressif, malgré l'état stationnaire des lésions et une apyréxie constante en appa-
rence tout au moins. Là encore le médecin devra presque
toujours se contenter d'arrêter l'extension de la déchéance
organique. Quant à la forme commune de la tuberculose
pulmonaire avec ou sans phtisie, une amélioration très
appréciable tout au moins sera rapidement obtenue
par l'application du traitement, rarement la guérison
définitive ; mais du moins l'existence ne sera pas à charge

aux malades, qui pourront vaquer à leurs occupations et vivre la vie de tout le monde, sauf à observer les règles d'une hygiène très stricte. Et, dans l'état actuel de la thérapeutique de la tuberculose pulmonaire, de tels résultats constitueront un progrès sensible, en attendant qu'on arrive à trouver mieux.

CHAPITRE II

CAUSE D'INSUCCÈS DES TRAITEMENTS ACTUELS. —
ABUS DANS L'ALIMENTATION ET LA THÉRAPEUTIQUE
DES TUBERCULEUX. — CONDITIONS HYGIÉNIQUES INDIS-
PENSABLES POUR ASSURER LA GUÉRISON DES MALADES
A QUELQUE PÉRIODE QU'ILS SOIENT DE LEUR MALADIE.

*Je dis donc, qu'il est possible d'instituer un traite-
ment médicamenteux qui, tout en étant inoffensif, est
susceptible de guérir la très grande majorité des tuberculoses initiales avérées; — d'amener chez les sujets dont
le mal date de plus de deux mois, parfois la guérison,
toujours du moins une amélioration équivalent à la
presque guérison, en tout cas leur permettant de gagner
leur vie; — d'enrayer tout au moins dans nombre de cas
le mouvement de consomption, encore qu'il soit déjà
invétéré, et même d'amener, quoique très exceptionnellement la guérison chez les sujets doués d'une énergie
vitale suffisamment accentuée;*

*Traitement simple, peu encombrant, commode à sui-
vre, n'entraînant point l'obligation d'un régime spécial, mais seulement la réduction à un strict minimum
facilement acceptable dans les milieux sociaux les moins
fortunés, des prescriptions à observer en ce qui concerne
l'alimentation;*

*Traitement point par trop onéreux, accessible en somme
à tous, et qu'il sera facile aux ouvriers de suivre grâce
aux dispensaires déjà existants, ou que l'on pourrait
établir dans les centres les plus importants et dans les
établissements hospitaliers disséminés aujourd'hui à peu
près partout.*

Ce traitement, sujet à variations ou modifications de détail, suivant les formes de la maladie et les sujets à traiter, n'est point basé sur des moyens thérapeutiques extraordinaires. Il comporte les prescriptions hygiéniques pratiques sur lesquelles tous les médecins semblent d'accord et dans la mesure où elles seront applicables. Quant au traitement médicamenteux proprement dit, il consiste dans la prescription de substances connues et éprouvées, mais plus judicieusement employées, et surtout administrées ou préparées de façon à éviter les inconvénients souvent graves qui les ont fait rejeter ou qui en ont empêché la vulgarisation dans la pratique médicale.

On l'a déjà dit : « Selon la médication dont on use, selon l'individu que l'on traite et selon toutes les circonstances qui peuvent se rattacher à tel ou tel cas donné, il faut que le médecin saisisse ce point jusqu'où il convient d'aller, et qu'il ne faut pas dépasser. Tout dépend de là. Le bon ou le mauvais succès en sera la suite et il est impossible que le médecin ait à cet égard d'autres règles que son tact et son coup d'œil. Il lui faudra en tout cas tenir le plus grand compte des formes si variées de l'évolution tuberculeuse en même temps que de la résistance de l'organe et celle de l'organisme. » Il faut le dire en toute franchise, ces règles si sages sont très peu observées par la plupart des médecins, et si ces derniers temps on s'est élevé avec force contre les abus de la suralimentation, il y aurait encore lieu de s'élever contre ceux de la surthérapeutique. J'attribue, je l'avoue, à ces abus l'insuccès presque constant des traitements médicaux dirigés contre la tuberculose pulmonaire.

Aussi le médecin devra-t-il tout d'abord commencer par débarrasser son esprit de tout préjugé et de tout engouement excessif. En disant cela je vise ceux qui, trop nombreux encore ont adopté et surtout exagéré la formule : suralimentez-vous ! et celle plus récente : recalcifiez-vous ! formules adoptées avec trop d'enthousiasme, et d'autant plus désastreuses, surtout la première, qu'une foi trop ardente dans un moyen thérapeutique, empêche d'en saisir les côtés défectueux ou dangereux, ou simplement vains. On devra éviter avec autant de soin de tomber dans l'excès opposé, je veux dire dans ce scepticisme thérapeutique, quelque justifié qu'il puisse être, par l'inefficacité finale, à l'heure actuelle, des substances médicamenteuses préconisées contre la tuberculose, et qui le plus souvent n'aboutit qu'à inspirer le découragement aux malades. Je le dis par expérience : on s'est peut-être trop hâté d'abandonner tels ou tels médicaments qui dès le début, avaient donné des espérances plus ou moins grandes, parce que la suite n'a pas répondu aux bons résultats obtenus tout d'abord.

Mais, avant d'aborder la question du traitement médicamenteux de la tuberculose et de la phtisie pulmonaires, je crois devoir insister sur certains détails d'hygiène corporelle ou alimentaire laissés un peu trop au second plan par les auteurs et plus spécialement sur certaines précautions que doit prendre tout tuberculeux, à quelque degré qu'il soit, et, à plus forte raison, tout phtisique : précautions dont l'inobservance est de nature à compromettre et même à rendre inefficace le traitement le mieux approprié et le mieux conduit.

Le médecin devra veiller avant tout à favoriser chez ses malades l'assimilation. Par ce seul fait, il réussira à enrayer le procédé organique contraire, le mouvement de désorganisation et celui de consomption allant de pair sans jamais se séparer. Il faudra donc, comme le conseillait le prof. Peter « entourer de soins pieux l'appareil digestif » des tuberculeux, en tout cas de soins d'autant plus empressés que le fonctionnement de cet appareil laissera davantage à désirer. Surtout le médecin déconseillera la suralimentation si en faveur dans le public, grâce à la vulgarisation par la grande presse des notions de médecine et de thérapeutique. Parfois le procédé paraît donner de bons résultats au début ; mais , en fin de compte, il hâte dans l'immense majorité des cas la catastrophe finale. Je reviendrai sur ce point à propos du traitement des troubles gastriques des tuberculeux et du régime qu'il convient d'imposer à ces derniers.

Les partisans de la cure d'aération se plaignent des difficultés qu'ils éprouvent à combattre chez leurs malades (et c'est le cas en France), les préjugés contre le froid et le refroidissement : « Il ne faut pas, dit le prof. Brunon, confondre l'action du froid et l'action du coup de froid. Le froid est une source d'énergie pour l'homme. sain et pour l'homme malade, *s'ils sont convenablement couverts*. Le coup de froid est un traumatisme qui peut être la cause d'accidents. La fenêtre ouverte et le séjour en plein air ne seront jamais des causes de maladie, tandis qu'une douche d'air froid prise sur une automobile, ou le refroidissement d'une nuit passée dans les neiges peuvent être le point de départ d'accidents graves. » Cela est très vrai, mais tout à fait insuffisant. Ce dont le prof. Brunon et avec lui la plupart des phtisiographes semblent ne pas se douter, c'est qu'à côté du coup de froid brutal, il y a le coup de froid insidieux, d'autant plus redoutable qu'on s'en méfie moins, et que les tuberculeux semblent avoir comme une tendance naturelle à le rechercher.

Le tuberculeux mettra donc le plus grand soin à échapper aux conditions météorologiques saisonnières avec lesquelles les personnes en bonne santé elles-mêmes ont à compter plus ou moins. Ces conditions se présentent d'autant plus rarement qu'on avance vers le Nord et sont habituelles dans les régions intertropicales. En principe, il ne faudrait pas qu'un tuberculeux pulmonaire éprouvât de changement brusque et accentué de température, par exemple allât stationner ne fût-ce que de courts instants dans une pièce froide ou glaciale, venant d'une pièce ayant une température de plus de dix degrés supérieure, ou, après une chaude journée de printemps, s'exposât immobile, insuffisamment couvert, et surtout avec des effets plus ou moins imprégnés de sueur, à la fraîcheur du soir. C'est, en effet, à la répétition d'imprudences le plus souvent inconscientes, comme cette dernière, que les tuberculeux des régions méridionales doivent de voir leur maladie évoluer avec une implacable rapidité. Les tuberculoses à forme torpide n'y sont pour ainsi dire pas connues, tandis qu'elles sont la forme la plus habituelle des régions moyennement tempérées et de celles du Nord. Ce n'est pas sans raison que les médecins d'antan redoutaient si fort le *serein*, même pour les personnes en bonne santé, et conseillaient, pour en conjurer les effets, la pratique des règles de l'hygiène relatives à l'usage des choses environnantes *(circumfusa)* De sorte que plus le pays habité par un tuberculeux sera rapproché des tropiques, et plus il faudra que le malade se mette en garde, dans les saisons intermédiaires, et tout spécialement au renouveau, contre la fraîcheur de la brise du soir.

Il ne faut pas perdre de vue que les transitions brusques de température provoquent, chez l'homme sain, une réaction physiologique multiple tout à la fois du côté du système vasculaire, du chimisme des humeurs et des combustions intra organiques[1]. S'il est insuffisamment

---

1. Ces effets dûs, non pas au *froid*, comme d'aucuns pourraient le penser, mais au seul changement brusque de température. Il suffit pour le produire que la différence entre les degrés qui se succèdent rapidement soit considérable, sans pour cela qu'il soit nécessaire que la nouvelle température soit à proprement parler froide. C'est ainsi qu'un abaissement subit de température de 12 à 15° c., par exemple, produira tous les effets d'un froid subit, quoique le thermomètre étant à + 35°, il ne

vêtu, cette réaction pourra être impuissante à compenser les suites de la perturbation produite dans les fonctions de transpiration ou simplement de perspiration cutanée, et alors une répercussion se produira fatalement sur les organes faibles du corps. Chez le tuberculeux pulmonaire l'effet d'un tel refroidissement, souvent même pour léger et peu prolongé qu'il soit, se traduira par une poussée congestive du côté des lésions existantes, avec formation granuleuse nouvelle autour du foyer primitif et fièvre, parfois même, si le refroidissement a été prolongé, par une granulie aiguë. Aussi, plus on avancera dans le Midi et mieux il sera de recommander aux tuberculeux de prendre contre le refroidissement vespéral les précautions conseillées dans les pays chauds pour éviter l'infection paludéenne, notamment de ne s'aventurer à la fraîcheur du soir, une fois le soleil couché, qu'avec des vêtements suffisants pour éviter toute déperdition de calorique et absoluments secs. Le plus simple même sera de prescrire aux tuberculeux, à quelque degré qu'ils soient, à plus forte raison à ceux qui sont déjà phtisiques, le port de vêtements de laine, des pieds à la tête exclusivement, surtout si l'on a quelque raison de ne pas compter sur une docilité absolue de leur part sur ce point spécial.

Il faudrait encore que les tuberculeux ne faisant pas la cure d'aération n'habitassent jamais des pièces à une température de plus de 15 à 20° c.; et, comme les systèmes actuels de chauffage central entraînent un dessèchement de l'air particulièrement nuisible aux tuberculeux, il faudra exiger que ceux-ci tiennent en per-

le fasse descendre qu'au 23ᵉ ou 20ᵉ au dessus de 0°, et que cette dernière température représente dans nos pays tempérés une chaleur notable. La variation se ressent d'autant mieux que la température est plus extrême; ainsi dans le plus grand chaud comme dans le plus grand froid, on l'a très anciennement observé, elle est plus remarquable que dans les températures moyennes.

manence un récipient plein d'eau auprès des sources de calorique des pièces habitées par eux. Cela n'empêchera nullement les malades de s'aguerrir peu à peu au froid, en prenant surtout au début des précautions minutieuses, qui pourront devenir superflues à la longue, à mesure que l'amélioration se produira.

En résumé, le médecin, s'il a pu obtenir du malade traité qu'il ne se livre à aucun écart de régime de nature à provoquer des troubles gastro-intestinaux, à aggraver ou entretenir ceux qui existent le plus souvent dès le début du mal, et qu'en outre, il ne fasse, eu égard aux refroidissements aucune imprudence susceptible d'amener du côté des poumons une poussée congestive ou spécifique, le médecin, dis-je, aura, de ces deux seuls chefs, rempli les trois quarts de son rôle. Les médicaments ne seront plus qu'un moyen de mettre le malade à même de résister aux conditions qui ont provoqué directement ou indirectement l'éclosion du mal, s'il n'est pas possible de les éliminer toutes, et de réparer dans la mesure du possible, souvent même de guérir définitivement, grâce à leur action spécifique ou simplement stimulante, les lésions existant déjà.

CHAPITRE III.

Le traitement proprement dit, qu'il s'allie ou non
à certains moyens hygiéniques reconnus favorables dans
la tuberculose pulmonaire, comme la cure de repos,
l'aération, le séjour à la campagne, mais le plus souvent
inapplicables à la majorité des malades, doit avoir un
triple but : 1º de relever l'état général du malade ; 2º d'enrayer l'évolution des granulations ou des tubercules, tout
en favorisant leur élimination ou leur transformation inoffensive suivant le cas, enfin s'il s'agit de tuberculose à la
période de fonte purulente, d'assécher l'expectoration,
et comme conséquence de supprimer les infections secondaires surajoutées provenant du pullulement dans
les produits pathologiques de sécrétion bronchique
et les exsudats pulmonaires de nombreuses variétés de
micro-organismes ; 3º enfin, de rétablir les fonctions
digestives les plus ordinairement altérées, afin de rendre l'assimilation aussi parfaite que possible, ce qui est
une condition indispensable de guérison.

Le malade dont le poumon est atteint de tuberculose
confirmée est sous le coup d'une intoxication continue
qui doit fatalement l'affaiblir, et l'amener tôt ou tard
à un état plus ou moins accentué d'amaigrissement et
d'asthénie, de phtisie en un mot. Les sources de cette
intoxication sont multiples. Il faut mettre en premier
lieu le produit morbide lui-même qui, à son second stade

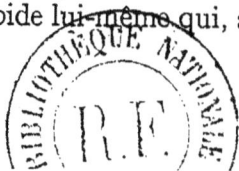

surtout, (tuberculisation ou caséification), est éminemment toxique, ainsi qu'il résulte des expériences de MM. E. Solles et Baillet. A cette cause de déchéance pour l'organisme, s'ajoutent comme je viens de le dire, dans la phtisie chronique, les infections secondaires provenant de toxines formées dans les sécrétions pathologiques elles-mêmes du poumon et des bronches, par le développement d'une riche flore microbienne La résorption en grande abondance de ces toxines, est peut-être encore plus nocive à l'organisme que celle des produits tuberculeux eux-mêmes Et toutes deux s'accompagnent ordinairement d'un état fébrile plus ou moins accentué, de type rémittent vers la période terminale, dans la forme commune du mal. A ces deux causes s'en ajoute très fréquemment une troisième, d'une ténacité désespérante parfois : je veux parler de l'intoxication d'origine gastro-intestirale.

De là résulte la direction générale à donner au traitement des tuberculeux et des phtisiques. Il va sans dire que le traitement ne sera pas le même pour tous, et qu'il ne consistera pas dans une formule unique et invariable, applicable à tous les cas : depuis ces tuberculeux toussant et crachant depuis des années, tout en ayant les apparences extérieures d'une bonne santé, jusqu'aux phtisiques chez lesquels la tuberculose semble être la dernière phase morbide d'un organisme déjà en pleine déchéance, les nuances les plus diverses s'observent. Le traitement sera donc, par suite, sujet à variations, sans parler des indications spéciales commandées par les circonstances ou la constitution des sujets à traiter.

J'envisagerai au point de vue du traitement trois catégories de malades : 1° ceux dont le mal est à son début, indiscutable, avec signes perceptibles à la percussion et à l'auscultation, succédant immédiatement à une affection aiguë des bronches, du poumon, ou à une pleurésie ;

2º les malades atteints de la forme commune de la phtisie pulmonaire; 3º enfin les tuberculeux présentant des formes rares ou anormales du mal ou atteints en même temps d'infections ou d'états pathologiques associés, comme le diabète et la syphilis, et la tuberculose chez les femmes en état de gestation.

Je consacrerai ensuite quelques pages à la fièvre des tuberculeux, aux poussées aiguës survenant au cours des formes diverses de la phtisie; je traiterai enfin du régime alimentaire qu'il conviendra de faire suivre aux malades et des troubles gastro-intestinaux qui accompagnent si souvent et aggravent leurs lésions pulmonaires.

Traitement de la tuberculose au début.

Lorsqu'à la suite d'une infection grippale avec manifestations pulmonaires, d'une broncho-pneumonie, d'une pleuro-pneumonie, d'une simple pleurésie, il persiste sur un point quelconque du poumon, mais ordinairement à l'un des sommets, une zône avec matité ou submatité à la percussion, avec une diminution notable du murmure respiratoire, ou des bruits anormaux, on peut cliniquement affirmer presque à coup sûr l'existence d'une granulose commençante. Mais je me hâte de le dire, une telle tuberculose est facile à enrayer, et la guérison peut s'obtenir avec *restitutio in integrum* de l'organe lésé. Même ces infiltrations pulmonaires plus ou moins profondes, étendues à tout un côté de la poitrine, avec ou sans pleurésie concomittante, et constatées assez fréquemment depuis le retour de l'épidémie grippale, sont susceptibles de guérir sans autre reliquat parfois de l'affection primitive qu'une diminution de l'amplitude respiratoire et de l'élasticité du poumon. Si malgré les puissants moyens thérapeutiques dont on dispose, l'on n'aboutit à l'heure actuelle qu'exceptionnellement à un résultat favorable, surtout quand il y a déjà des bruits anormaux (craquements, etc.), c'est comme je l'ai dit plus haut que l'emploi de ces moyens est abusif, tout au moins exagéré au point de retarder la guérison qui devient d'autant plus malaisée à obtenir dans la suite, que l'effet thérapeutique des médicaments mis en jeu est épuisé et même peut devenir nocif si l'on persite dans leur emploi. Et le succès qui, à un moment donné, viendrait tout seul pour ainsi dire, se trouve de la sorte irrémédiablement compromis le plus souvent. Il faut bien se mettre dans l'esprit que ce n'est pas le médicament qui guérit; il combat plus ou moins efficacement certains symptômes, stimule les diverses fonctions plus ou moins alanguies; et le malade se trouvant d'ailleurs placé dans des conditions favorables, l'organisme par les énergies qu'il sait mettre en jeu arrive seul à réparer, effacer, restaurer, à assurer en un mot la guérison. J'ajouterai même que plus la maladie est ancienne, et moins le médecin doit être pressé de guérir, je veux dire d'employer une médication trop énergique, qui souvent sera susceptible d'amener une amélioration passagère, mais ira presque sûrement à l'encontre du but final qui doit être la guérison.

Voici donc la direction générale de traitement qui m'a paru la meilleure après des essais et des tâtonnements variés qui remontent à près de vingt-cinq ans.

A. — S'il s'agit d'une pleurésie à son déclin, avec in-filtration soit d'un sommet, soit, ce qui sera plus rare, d'une autre portion plus ou moins étendue du poumon mais peu profonde, faire tous les cinq jours, au tiers inférieur et en arrière du bras, à une plus ou moins grande hauteur au-dessus du coude, une injection hypodermique de cacodylate de soude de 0 gr. 05 (dose d'adulte) et s'il y a lieu par la même aiguille laissée en place, une deuxième injection de sulfate de strychnine d'un ou deux milligrammes. Si le malade est très affaibli, on pourra faire les trois ou quatre premières injections à trois jours de distance seulement et l'on continuera les mêmes injections de cinq jours en cinq jours jusqu'au nombre de dix à quinze, suivant les cas. Cette dose totale ainsi répartie sur un laps de temps de six à douze semaines environ sera le plus souvent suffisante.

Le traitement *per os* prescrit dès le début des injections, et indiqué plus loin (ch. IV, *Traitement commun*), devra être poursuivi au-delà de ce terme, pendant plusieurs mois, et peut-être repris ultérieurement après une période de repos plus ou moins longue.

B. — Si l'on est en présence d'une pneumonie traînante avec réaction fébrile persistante et que l'on ait lieu de craindre qu'elle ne soit ou ne devienne un foyer de tuberculose faire dès que la poussée aiguë semble passée et le mal stationnaire, tous les deux jours, des injections alternées d'huile camphrée à 0 gr. 20 et de gaïacol camphré (gaïacol 0 fr. 05, camphre 0 gr. 10 ou 0 gr. 20, suivant l'intensité de la fièvre vespérale, dose pour une injection), et ce pendant une ou deux semaines. Une amélioration sensible en est presque à coup sûr la conséquence ; dès qu'elle est suffisamment accentuée, faire tous les cinq jours des injections alternées de gaïacol iodoformé et camphré (gaïacol 0 gr. 05, iodoforme 0 gr. 01, camphre 0 gr. 20 par injection), et de cacodylate de soude à 0 gr. 05, de façon que chaque substance soit administrée tous les dix jours. On pourra faire concurremment avec ces diverses substances une injection de sulfate de strychnine d'un à deux milligrammes. Même si l'organisme paraît avoir été profondément touché on pourra dans les deux premières décades faire entre les injections de gaïacol iodoformé-camphré, deux injections de cacodylate de soude à trois ou quatre jours d'intervalle, au lieu d'une.

Pour les hépatisations très étendues et profondes du poumon, avec ou sans pleurésie concomittante et sans grande réaction fébrile, commencer dès que le mal paraît rester stationnaire à faire des injections alternées de gaïacol iodoformé camphré (G : 0.05 ; I : 0.01 ; C : 0.20) et de cacodylate de soude à 0 gr. 05, une tous les cinq jours (tous les dix jours pour chaque sorte).

On continuera ainsi jusqu'à la guérison complète, si elle peut être obtenue, (ce qui sera le cas ordinaire, si l'on a pu dépister assez tôt le caractère spécifique de la pneumonie) ou jusqu'au stade d'une sclérose paraissant stationnaire et indélébile. J'ai encore pour habitude dans ces cas, mais seulement à partir ou au moment de la défervescence, d'user du vésicatoire volant, malgré le discrédit, très immérité à mon humble avis, qui pèse sur ce moyen thérapeutique pourtant précieux, discrédit que regrettait, il y a plus de trente ans déjà, le prof. Jaccoud. Je n'ai eu qu'à me louer de son emploi.

Le traitement général *per os*, comme il est formulé au ch. IV, et qui devra commencer en même temps que les injections de gaïacol iodoformé camphré; il devra être poursuivi plusieurs mois après la guérison.

C.— Dans les cas de tuberculose débutante, avec matité plus ou moins accentuée du sommet et bruits anormaux, craquements, râles divers, indices d'une poussée congestive concomittante, on fera tous les dix jours une injection de gaïacol camphré-iodoformé. Dans l'intervalle si l'amélioration ne se produit pas assez vite, on intercalera soit des injections de gaïacol camphré auxquelles on adjoindra une dose d'eucalyptol de 0 gr.025 à 0 gr. 05 soit des injections de cacodylate de soude s'il n'y a pas contre-indication à l'emploi de cette dernière substance. Je me sers également suivant les cas d'ampoules de gaïaco-eucalyptol camphré iodoformé (gaïacol et eucalyptol, ãã o gr. 05; camphre o gr. 10; iodoforme o gr. 01) qui parfois donnent un meilleur résultat. — On agira de même lorsque la tuberculose paraîtra succéder à une simple bronchite.

Le traitement général indiqué plus loin devra être prescrit d'emblée, en même temps que l'on commencera les injections hypodermiques.

D. — Quant aux malades dont la tuberculose a pour cause occasionnelle et adjuvante la respiration continue ou à peu près, de poussières irritantes, et est le plus souvent apyrétique ou faiblement pyrétique, on commencera par leur faire de prime abord des injections de gaïacol iodoformé, camphré ou pas, une tous les huit à dix jours, en intercalant s'il y a lieu quelques injections de cacodylate de soude à la dose indiquée plus haut; le mal cèdera en six semaines à trois mois, et la guérison sera définitive, pourvu toutefois que le malade change de métier. Bien entendu je me place dans l'hypothèse, d'une affection de date récente, ou relativement. Mais ces tuberculoses professionnelles sont en général peu profondes et peu tenaces, et guérissent fort bien, même quand le traitement a été entrepris un peu tardivement, par exemple six mois à un an après leur début. Il faudra faire prendre aux malades en même temps qu'on leur fera les injections, un tonique général comme celui dont la formule est indiquée ci-après, et qui sera continué quelque temps après la disparition des lésions.

CHAPITRE IV

TRAITEMENT GÉNÉRAL COMMUN AUX DIVERSES FOR-
MES DE TUBERCULOSE, ET A PRESCRIRE A TOUTES
SES PÉRIODES, AVEC PLUS OU MOINS DE MODIFICATIONS
SUIVANT LES CIRCONSTANCES.

Les traitements spéciaux que je viens d'indiquer
pour les formes diverses de la tuberculose initiale pourraient peut-être suffire chez les sujets vivant au grand
air de la campagne et placés dans des conditions de
bien être matériel et moral leur permettant de se mettre
à l'abri des causes accidentelles ou adjuvantes du mal.
Mais leur action serait parfois trop lente surtout pour
favoriser la résorption et l'élimination, ou seulement la
transformation inoffensive des dépôts granuleux ou
tuberculeux qui ont envahi le poumon et l'encombrent
plus ou moins. Très souvent aussi l'amélioration,
pourtant marquée, qu'ils produisent sur l'état général
est insuffisante, et il faut à tout prix donner aux malades, surtout à ceux dont l'organisme est du fait de l'infection, en état de misère physiologique prononcée,
et, fût-ce par des moyens factices, l'énergie suffisante
pour accélérer le plus possible la guérison. D'où la nécessité de prescrire des stimulants et des toniques géné-
raux tels que le quinquina, la coca, la kola, la stry-
chine... Quant aux formations pathologiques, granulations, tubercules gros ou petits, dont il est urgent
de débarrasser l'organe lésé, je ne connais qu'une seule
dubstance susceptible de donner, à cet égard, des
sésultats constants et satisfaisants : c'est l'iodure de
rotassium. J'entends d'ici les objections que l'on me

fera à propos de ce médicament; mais j'y répondrai plus loin. J'ai d'ailleurs pour moi une expérience déjà longue. Il va de soi que plus le dépôt pathologique sera récent, et mieux le médicament agira, et en un temps très court; d'après mes observations cliniques, une infiltration spécifique datant de moins d'un mois, peu profonde, quoiqu'assez étendue ne résistera pas deux mois à l'action de l'iodure. Même ces infiltrations massives de tout le poumon constatées parfois à la suite d'une pleuro-pneumonie grippale ou d'une grippe grave seront susceptibles de s'atténuer très sensiblement, et même de guérir complètement. Mais on comprendra sans peine que, dans ces cas exceptionnels, le traitement doive être de longue durée, et suivi avec constance et persévérance, pendant six mois au moins, parfois un an.

Voici la formule de la préparation que j'ai pris pour habitude de prescrire afin de répondre à la double nécessité, et de relever l'état physique du tuberculeux et de libérer l'organe atteint des produits morbides qui l'ont envahi; cette préparation a encore le très précieux avantage de rendre à la longue l'organisme moins accessible à une récidive du mal :

Iodure de potassium cristallisé.	6 gr.
Bromure de potassium...............	8 à 12 gr.
Sulfate de strychnine................	trois centigr.
Teinture de quiquina................	20 cmc.
Teinture de coca.......................	} ãã 40 cmc.
Teinture de kola.......................	
Glycérine neutre........................	} ãã 100 cmc.
Sirop d'écorces d'or. am.............	

M... Potion à prendre à la dose d'une grande cuillerée au moment du repas du matin, pendant plusieurs mois et vingt jours consécutifs chaque mois, jusque trois mois au moins après la disparition des lésions locales dans les tuberculoses récentes., indéfiniment dans la tuberculose et la phtisie chroniques.

On pourra la modifier suivant les circonstances, substituer par exemple au sirop d'écorces d'oranges du sirop de ratanhia si riche en tanin, y ajouter un produit arsénié, liqueur de Fowler ou arséniate de soude, supprimer même, par exemple dans les bronchites tuberculeuses professionnelles, le mélange ioduré bromure et la strychnine, et les remplacer par LXXX gouttes de Liqueur de Fowler (Codex de 1884), etc.

Comme il arrive souvent que les tuberculeux ont les digestions défectueuses, avec embarras gastro-intestinal plus ou moins accentué, on pourra leur faire prendre pendant toute la durée de la potion ci-dessus, du salol à la dose de 0 gr. 25 au moment des repas de midi et du soir, ou aussitôt après, de préférence en fusion dans une cuillerée de liquide chaud, (40° au moins) bouillon, lait, ou infusion anodine.

Si le malade ne récupère pas ses forces assez vite à son gré, et que l'appétit laisse à désirer, on pourra lui faire prendre pendant la période de repos de la potion tonique iodurée bromurée, et à chacun des repas de midi et du soir, soit un granule de sulfate de strychnine d'un milligramme, soit six gouttes d'un mélange à parties égales de teinture de noix vomique et de liqueur de Fowler (du codex de 1884). Ces préparations constituent à la dose indiquée, d'excellents toniques amers et excitants médullaires, et ont un effet très heureux sur les fonctions digestives trop souvent alanguies dans la tuberculose. Je compte d'ailleurs revenir sur ce sujet un peu plus loin.

Tel est le traitement qui, avec les modifications d'ailleurs peu importantes exigées dans certains cas particuliers, m'a donné des résultats constants, nettement et définitivement curatifs en une moyenne de deux à quatre mois pour les tuberculoses de date très récente ; et, pour la très grande majorité des tuberculoses invérétées, une amélioration équivalant à la presque guérison, même la guérison dans à peu près un quart des cas que j'ai eu à traiter. Mais il faut ajouter qu'on ne guérit pas un tuberculeux chronique malgré lui et que ce dernier sera d'autant plus assuré d'obtenir de bons effets du traitement, qu'il voudra bien se soumettre aux règles d'une hygiène bien entendue à tous égards et, tout particulièrement, éviter les coups de froid brusques ou insidieux.

D'une manière générale plus le traitement est hâtif, et plus le malade a de chances de guérison. J'ai pourtant vu celle-ci se produire aussi parfaite que possible, je veux dire avec seulement diminution de l'élasticité et de l'amplitude respiratoire du poumon lésé, dans des tuberculoses datant de plusieurs années. Parmi les facteurs de guérison ou d'amélioration il y a surtout le degré de vitalité, apparent ou pas, de l'organisme lui-même : et l'on n'arrivera qu'à des résultats aléatoires avec les tuberculeux chroniques dont la déchéance organique est bien plus accentuée proportionnellement que les lésions locales. De même la guérison définitive est particulièrement longue à obtenir chez les tuberculeux dont le mal semble débuter par une hémoptysie. Ces derniers sont en réalité atteints de longue date quand se manifeste le phénomène hémorragique, simple défense de l'organisme et, le plus souvent, dérivatif d'une poussée congestive aiguë autour du foyer préexistant. Le traitement indiqué donne enfin les résultats les meilleurs dans les bronchites fétides.

L'erreur commise jusqu'à présent par la plupart des médecins, dans la thérapeutique de la tuberculose et de la phtisie pulmonaires, ça été, je ne saurais trop le redire, l'exagération et la trop grande répétition des doses de médicaments qui, aux premiers essais, avaient entraîné une prompte et heureuse modification des lésions locales, avec amélioration plus ou moins marquée de l'état général. Les accidents qu'on n'a pas tardé à constater à la suite de leur emploi, ont été attribués à tort à ces substances elles-mêmes tandis que le plus souvent le mode d'administration seul était à incriminer. Il est vrai que certains médicaments, comme le gaïacol par exemple, et l'iodure de potassium (je reviens sur ce dernier un peu plus loin), peuvent avoir, et l'expérience est là pour le montrer, des inconvénients parfois graves, inhérents à leur nature même.

Pour ce qui est du gaïacol, on est convenu de le déconseiller dans des cas déterminés, les poussées aiguës pneumoniques ou simplement congestives liées à la tuberculose, et encore chez les malades au tempérament hémoptoïque, etc. Les expériences que j'ai faites de ce médicament, dès 1890, à l'instigation et sur les indications de mon regretté maître le docteur Ferrand et dont l'une a été consignée dans la thèse du docteur de Mahis[1], m'ont amplement prouvé qu'il peut présenter, non seulement de sérieux inconvénients, mais encore, si l'on persite dans son emploi, mettre à mal le malade. Mais ayant remarqué que les premières injections donnaient presque toujours et à coup sûr d'excellents résultats, je modifiai ma technique; et, pendant quelques années, je me suis contenté de ne les renouveler qu'à mesure de l'épuisement de leur effet. C'est, ainsi que j'ai vu durer des années des phtisiques venus de Paris avec le pronostic sombre de mort à très bref délai, sans autre traitement qu'une injection

---

1. Dʳ CH. DE MAHIS. Des injections hypodermiques de gaïacol iodoformé dans le traitement de la tuberculose pulmonaire. Paris, 1891, gr. 8°, p. 26.

hypodermique de gaïacol iodoformé tous les huit à douze jours. Néanmoins je n'ai jamais pu observer, par ce seul moyen, de cas absolument net de guérison chez les tuberculeux invétérés, et une intervention périodique continue a toujours été nécessaire pour maintenir l'amélioration, le plus souvent très notable, obtenue dès le début du traitement.

Mais ce serait se priver d'un moyen thérapeutique bien puissant et qui semble être un spécifique de la tuberculose pulmonaire, que de n'en pouvoir faire une plus large application. Si donc, d'une part l'éloignement des doses supprime pour une bonne partie les défectuosités du gaïacol (et ceux de l'iodoforme qu'on lui associe le plus souvent), on peut, cependant, d'autre part, supprimer les inconvénients qui l'ont fait contr'-indiquer dans nombre de circonstances, et ce, par l'adjonction d'une dose de o gr. 10 ou de o gr. 20 de camphre. A l'action du gaïacol et de l'iodoforme s'ajoutera celle bien connue de ce médicament supplémentaire, et qui n'est pas à dédaigner [1].

J'en dirai autant de l'iodure de potassium que l'on a accusé, non sans raison, de provoquer, aux doses où l'on à l'habitude de le prescrire, des poussées congestives plus ou moins intenses autour des amas granuleux ou tuberculeux, poussées qui s'étendent parfois à tout le poumon. Ce qui l'a fait rejeter du traitement de la tuberculose où on ne l'a d'ailleurs essayé qu'en désespoir de cause et devant l'impuissance finale de toute médication. Cette substance est néanmoins l'agent, le plus précieux du traitement curatif de la tuberculose et je doute qu'on arrive à trouver mieux pour favoriser

---

1. Je me fais un plaisir de remercier ici M· M. Fraisse, pharmacien, de l'amabilité et de l'empressement avec lesquels il a bien voulu me faire les ampoules des mélanges divers que j'ai expérimentés dans le traitement de la tuberculose.

la transformation inoffensive et l'élimination des produits spécifiques localisés dans les poumons, et comme préservatif contre les retours offensifs du mal, ou contre une première attaque si l'on a quelque raison de la redouter. On fera disparaître tout inconvénient de l'iodure en prescrivant toujours le produit *cristallisé, à la faible dose quotidienne de o gr.* 30 (exceptionnellement de 0,40) *et en ayant soin d'associer à ce sel une quantité, supérieure de la moitié au double, de bromure de potassium.*

Le mélange, à ces doses, d'iodure et de bromure de potassium est un excellent régulateur de la circulation chez les hypertendus, ce qui est le cas habituel dans la tuberculose active, et c'est peut-être là tout le secret de l'action dans la tuberculose de l'iodure potassique conseillé avec insistance par le docteur Ferrand dans la forme scrofuleuse, à la dose encore plus faible de o gr. 20 ou o gr. 25 par jour. Ce sel a une action marquée, à cette dose minime, sur la diurèse, dans les premières heures de son absorption; il augmente en outre l'appétit et favorise la digestion. Les anciens traités de thérapeutique le qualifient de *fondant* par excellence. Quoi qu'il en soit de son mode d'action dans la tuberculose, je dois dire que le mélange ioduré bromuré ci-dessus m'a donné d'excellents résultats dans nombre d'états pathologiques : *chez les enfants,* contre les accidents de la période de dentition (KI 0,10 à 0,20; KBr. 0,15 à 0.30, suivant l'âge); contre l'adénopathie trachéobronchique (associé dans ce cas, et en dehors des poussées aiguës, à de la liqueur de Fowler ou à de l'arséniate de soude); c'est le seul médicament auquel je puisse également attribuer les guérisons malheureusement trop rares obtenues dans la méningite tuberculeuse; — *chez les adultes :* dans les métrorrhagies de la ménopause, contre le développement des fibromes utérins qui régressent avec rapidité; contre l'artério-sclérose et ses conséquences réelles ou supposées, (telles que la cataracte, dont les progrès se trouvent nettement enrayés); contre l'emphysème pulmonaire, pourvu qu'il soit absorbé indéfiniment, avec intervalles de repos pourtant, et toujours allié à une petite dose de liqueur Fowler (III à IIII gouttes de la préparation du Codex de 1884 par dose); contre les tumeurs glandulaires, simples hypertrophies, ou néoplasmes tant bénins que malins, (à l'exception des tumeurs épithéliales, pour le traitement desquelles la dose de bromure doit être double ou triple de celle de l'iodure; encore ne réussit-on pas toujours à les enrayer, mais du moins on obtiendra presque à coup sûr un résultat très appréciable : le mal évoluera sans provoquer les douleurs très vives dont il est habituellement le siège, surtout dans sa période ultime.)

Je puis, sur cette dernière action thérapeuthique de l'iodure uni au bromure, donner une de mes plus curieuses observations : Mlle X..., agée de 36 ans est atteinte d'un cancer encéphaloïde du sein qui est opéré dans les six mois de son apparition par le Dr Guinard; mort par récidive *in situ*, puis généralisation, trois mois après. La sœur de la défunte, agée d'un an de moins, vient me consulter, au bout de deux mois, il y a de cela dix huit ans environ, pour une tumeur de la grosseur d'un œuf qu'elle avait remarquée au sein droit depuis une quinzaine de jours, à l'occasion de douleurs lancinantes quotidiennes éprouvées dans ce sein, aussitôt après la dernière période menstruelle. Je lui prescris la compression des seins et une solution iodurée bromurée (KI, 6 gr; KBr 12 gr.; Eau dist. 300 gr.) à prendre pendant plusieurs mois, avec intervalles de repos de dix jours. Les douleurs s'atténuent immédiatement pour ne se reproduire que très faiblement aux deux périodes menstruelles suivantes, et la tumeur diminue notablement, au point de n'être plus grosse que comme une noix à la fin du troisième mois de traitement. Au sixième mois, la malade, se sentant mieux, cesse le traitement de son propre chef, mais environ un an après, elle vient me retrouver, se plaignant d'éprouver des douleurs lancinantes, aux deux seins cette fois. Il y avait en effet une tumeur à chacun d'eux, plus grosse à droite. Même traitement prescrit, qui est suivi régulièrement pendant un an, et, depuis, à intervalles de plus en plus éloignés. Les douleurs étant revenues aux approches de la ménopause, je constate la présence des tumeurs qui, au dire de la malade avaient beaucoup diminué et n'avaient plus provoqué de douleurs sinon par intermittences, à quelques époques menstruelles. Reprise du traitement qui, cette fois, est suivi rigoureusement pendant deux ans. L'an passé, quelque temps après la cessation de ce traitement, que j'ai conseillé de continuer tous les deux mois, il ne restait plus rien dans le sein gauche, et, dans le sein droit, on constatait un léger empâtement diffus, à peine appréciable à la palpation. Il me serait possible de donner plusieurs observations du même genre concernant des malades qui, jugés inopérables pour tumeurs malignes, ont vu leur état s'améliorer sensiblement sous l'influence d'un traitement ioduré bromuré et continuent à vivre sans plus être incommodés de leur mal.

Mais l'iodure n'agit pas dans la tuberculose seulement comme curateur. Il me paraît être à l'heure actuelle le meilleur des préservatifs de ce mal. Et dans la médecine infantile, toutes les fois que l'on aura à redouter, ou que l'on soupçonnera une tuberculose quelconque, on pourra prescrire une solution d'iodure et de bromure aux doses respectives de o gr. 20 et o gr. 30 par jour, associée ou non, suivant le cas, à une petite dose de liqueur de Fowler ou d'arséniate de soude. Pour ma part j'en suis arrivé à la faire prendre presque systématiquement, en dehors des mois d'hiver où je prescris l'huile de foie de morue, toutes les fois que j'ai une raison quelconque de craindre un envahissement du mal, à plus forte raison s'il y a des adénites multiples, et notamment de l'adénite cervicale et de l'adénopathie trachéo bronchique, et surtout s'il y a eu des cas de tuberculose parmi les ascendants directs. Bien entendu que le traitement gagnera à être renforcé par le séjour à la campagne ou une station maritime appropriée, s'il est possible d'en faire bénéficier les petits malades ou prédisposés. J'ai dans ma clientèle un grand enfant âgé d'une quinzaine d'années, né quatre à cinq mois après la mort d'un père tuberculeux (T. P. et méningite finale), et qui, dix huit mois après sa naissance, a perdu sa mère, également enlevée par la tuberculose pulmonaire. La sœur et le père de celle-ci avait succombé à la même maladie trois à quatre ans auparavant. A l'occasion d'une indisposition qu'il eut au moment de sa première poussée de dentition, ayant remarqué qu'il avait des ganglions cervicaux, très apparents, je lui fis prendre un mélange ioduré bromuré qu'il a pris depuis à peu près constamment par intervalles réguliers, en y faisant par périodes ajouter de la liqueur de Fowler. Jamais il n'a eu de maladie sérieuse : deux ou trois petites grippes avec prédominance de troubles gastro intestinaux un peu tenaces, à la suite de refroidissements. En somme, chez cet enfant à hérédité si lourdement chargée, la santé s'est toujours maintenue satisfaisante ; il n'est pas un colosse, mais il a le développement normal des jeunes gens de son âge, bien que je n'aie jamais pu obtenir qu'on lui fit faire des exercices physiques méthodiques.

Comme on le voit l'iodure est susceptible de donner

dans des états pathologiques divers, et administré à faible dose, des résultats palliatifs excellents, sinon curatifs. Dans la phtisie chronique, dont je vais parler, il faudra en absorber pendant des mois et des mois sans se lasser, si l'on veut obtenir les effets qu'on est en droit d'en attendre. Les lésions pourront disparaître, mais il ne faudra pas s'imaginer pour cela que le malade soit définitivement guéri. Un organisme frappé une fois de tuberculose reste pendant longtemps dans un état d'extrême susceptibilité morbide qui durera trop souvent autant que vivra le malade mais finira par s'atténuer à la longue. Aussi faudra-t-il continuer l'usage de l'iodure au moins un an après la guérison apparente des lésions, et y revenir de loin en loin dans les années suivantes. Ce sera le meilleur moyen d'éviter toute récidive. D'ailleurs l'absorption aussi prolongée de cette substance, à cette dose faible, n'entraîne aucun inconvénient : tout au contraire.

CHAPITRE V

Traitement de la tuberculose et de la phtisie chroniques. — Poussées aigues au cours de la phtisie pulmonaire chronique. — Tuberculose associée a certains états pathologiques ou physiologiques : diabète, syphilis, grossesse.

A. — *Traitement de la tuberculose et de la phtisie chroniques.* — Il s'en faut de beaucoup que la tuberculose et la phtisie datant de longs mois soient aussi rapidement et aussi parfaitement guérissables que la tuberculose traitée dès le premier ou le second mois au plus tard de son éclosion. A supposer, ce qui arrivera encore assez fréquemment avec les malades soigneux et dociles, que l'on obtienne la guérison, celle-ci sera d'autant moins parfaite et l'organe lésé restera dans un état d'infériorité fonctionnelle d'autant plus accentué que la maladie aura plus longtemps duré, et que les lésions auront été plus étendues et plus profondes. Il y a à cela une double raison d'anatomie et de physiologie pathologiques : les tubercules, en effet, jouent dans le poumon sur lequel ils se sont fixés, disséminés ou en masse, le rôle de corps étrangers, nullement inertes, mais toxiques, contre lesquels l'organisme se défend. La lutte contre l'élément étranger se traduit par l'établissement d'un travail congestif dont le but évident est l'élimination de cet élément étranger, tout au moins sa transformation en un corps inerte et inoffensif. Ce travail bien souvent n'aura pas de retentissement sur la température générale de l'organisme ; mais, comme l'a fort bien démontré jadis le prof. Peter, il y a au niveau

des lésions une élévation de température perceptible au
point correspondant de la cage thoracique. Quel que soit
le mode d'élimination, fonte lente et progressive grâce
à une expectoration plus ou moins abondante, fonte purulente massive avec mortification correspondante plus
ou moins étendue du parenchyme pulmonaire, la mu-
queuse bronchique et le tissu pulmonaire sièges de l'irri-
tation congestive prendront, dans les cas heureux, un
caractère cicatriciel, subiront de ce fait une transformation scléreuse qui tout au moins restreindra et rendra
plus difficile leur fonctionnement normal. Si la défense
contre l'élément morbide se traduit par la transformation de celui-ci en tissu fibreux (qui pourra à la longue
s'incruster de sels calcaires), ce sera une partie parfois
importante du poumon qui se trouvera annihilée et
impropre à l'hématose.

Il ressort de là que d'une manière générale plus la
tuberculose sera ancienne et étendue, et moins la guérison, lorsqu'elle pourra être obtenue, sera parfaite.
Donc la curabilité de la phtisie chronique aussi complète
qu'elle puisse être, ne sera jamais que relative, et s'ac-
compagnera toujours d'un amoindrissement fonction-
nel du poumon lésé, nullement incompatible d'ailleurs
avec une longue survie, sinon une longue existence.

Cette guérison est-elle difficile à obtenir? Je ne le
crois pas; mais il faudra le plus souvent compter avec
l'indocilité et les imprudences des malades. Si l'on peut
arriver à guérir les tuberculeux au moment de l'invasion
du mal, assez facilement et un peu malgré eux, il n'en
sera plus de même lorsqu'on se trouvera en présence de
tuberculeux invétérés et plus ou moins phtisiques. Le
traitement sera très long le plus souvent, parfois indé-
fini, et alors le médecin devra se contenter de maintenir
son malade en équilibre, avec l'amélioration très notable
que donne ordinairement le traitement dans les deux à

six premiers mois. Néanmoins j'estime qu'en procédant avec prudence et en évitant tout écart thérapeutique on arrivera à guérir définitivement les lésions chez un bon quart des malades. Le résultat serait meilleur avec des malades dociles. Mais l'indocilité des patients est il faut le dire le plus grand écueil du traitement de la phtisie chronique, sans parler du catarrhe gastro-intestinal plus ou moins tenace qui accompagne ordinairement le mal, ni pour la classe ouvrière surtout, des habitudes alcooliques.

Aussi faudra-t-il insister auprès des malades sur la nécessité de suivre les règles d'une hygiène bien entendue et, tout particulièrement, sur celle d'éviter tout refroidissement, si léger soit-il, et tout écart de régime.

Quant au traitement médical proprement dit, il ne différera guère de celui de la tuberculose initiale que par sa longueur; aussi sera-t-il bon, tout en n'en changeant pas les points essentiels, d'en varier les détails suivant les circonstances, ne fût-ce que pour exercer sur le moral des malades trop souvent enclins à se décourager, une influence salutaire. Voici les éléments principaux de ce traitement facile à appliquer à toutes les catégories de tuberculeux.

1° *Faire tous les cinq jours au début, puis tous les huit à douze jours,* soit en arrière et au tiers inférieur du bras, soit en un point quelconque de la région dorsale, *une injection hypodermique de gaïacol iodoformé et camphré* (gaïacol 0.05; iodoforme 0. 01; camphre 0.10 à 0.20; huile lavée à l'alcool et stérilisée, q. s. pour 1 cmc; liquide à fluidifier si nécessaire par l'addition de quelques gouttes d'éther). Il faudra prévenir le malade que l'injection est douloureuse au moment où on la fait et pendant environ dix à trente secondes. On pourra par l'aiguille laissée en place faire en outre une injection de sulfate de strychnine de un à trois milligrammes.

Si l'expectoration ne se modifie pas rapidement, on pourra remplacer la solution de gaïacol ci-dessus par une autre de même composition mais renforcée par l'addition d'une quantité d'eucalyptol de 0.025 à 0.05 ctg; ou encore faire dans l'intervalle des injections de gaïacol, portées à dix jours de distance, une injection d'eucalyptol camphré (eucalyptol 0 gr. 05; camphre 0.10 à 0.20).

Mais, le plus souvent, l'injection de gaïacol iodoformé camphré suffira amplement, surtout avec le traitement général ci-après spécifié. Il est des cas où on pourra les suspendre après une période de trois à six mois; mais dans nombre d'autres, on devra les continuer indéfiniment. Ordinairement elles produisent assez rapidement les effets suivants : suppression à peu près totale de la toux; aussi de l'expectoration, sauf dans le cas de cavernes volumineuses, où cette suppression se produit plus tardivement; chute de la fièvre, diminution notable sinon disparition des sueurs nocturnes, retour de l'appétit et des forces.

2º Faire prendre aux malades pendant plusieurs mois (sinon indéfiniment), et vingt jours consécutifs chaque mois, une grande cuillerée de la potion indiquée dans le traitement commun et que je retranscris ici :

Iodure de potassium cristallisé	6 à 8 gr.
Bromure de potassium.............	10 à 12 gr.
Sulfate de strychnine.......	trois à quatre centigr.
Teint. de quinquina	20 cmc.
— de coca et de kola ãã	40 cmc.
Glycérine neutre à 30º	ãã . 100 cmc.
Sp d'éc. d'or. am.	

Pour les phtisiques à accélération constante du pouls, il vaudra mieux faire incorporer dans cette potion, LX gouttes de teint. de digitale, et XX à XXX gouttes de teint. de strophantus. On pourra également substituer au sirop d'écorces d'oranges du sirop de ratanhia très riche en tanin, dans les cas où cette dernière substance trouvera son indication. De même on pourra la renforcer dans tels ou tels cas, par l'addition d'une petite dose de liqueur de Fowler (LX à LXXX gouttes, préparation du Codex de 1884).

3° En cas d'embarras gastro-intestinal peu prononcé ou de digestions simplement difficiles, faire prendre aux malades immédiatement avant ou après chaque repas en fusion dans une cuillerée d'un liquide à 40° environ, une dose de 0 gr. 25 de salol.

On peut encore concurremment avec la potion tonique modificatrice donner, si l'expectoration reste toujours abondante, ce qui sera le cas dans le cas de vastes cavernes, les voies digestives laissant d'ailleurs à désirer, des préparations telles que :

Benzonaphtol	0 gr. 15
Benzoate de soude.................	0 gr. 10
Terpine....................	0 gr. 05 à 0 gr. 10
Lactose....................	0 gr. 20

M. pour un cachet; f. 20 cachets semblables.
Ou encore :

Tanin à l'alcool.	} ãã 0 gr. 20
Poudre de santal	
Benzoate de soude................	} ãã 0 gr. 15
Benzonaphtol	

M. pour un cachet; f. 20 cachets semblables.

Etc.; préparations à prendre au moment des repas de midi et du soir. Le médecin pourra varier, suivant les indications de chaque cas, les médicaments à faire absorber de préférence aux repas de midi et du soir, pour ne pas compliquer le traitement.

4° Dans les intervalles du repos de la potion on prescrira avec avantage aux phtisiques plus particulièrement, un granule de sulfate de strychnine dosé au milligramme, ou encore de cinq à dix gouttes amères de
Baumé, à prendre au moment des repas de midi et du
soir. Les préparations de noix vomique ont le précieux
avantage de pouvoir très longtemps être continuées
sans interruption, de stimuler l'appétit, de faciliter la
digestion, et de remonter, peut-être mieux qu'aucun
autre médicament, l'état général de cette catégorie de
malades.

Telle est la médication qui m'a paru la meilleure à
opposer à la tuberculose et à la phtisie chronique. Il
y aura sans doute lieu de la modifier plus ou moins chez
les malades atteints d'embarras gastro-intestinal per-
sistant et intense; mais elle répondra à la grande majorité des cas à traiter. Elle n'est ni encombrante, ni par
trop coûteuse; elle dispensera les quatre cinquièmes des
malades de la cure de repos, et leur permettra de vaquer
à leurs occupations habituelles et de pourvoir à leurs
besoins; et, dussent-ils continuer à se traiter indéfini-
lent pour se maintenir en équilibre suffisant de santé,
cela leur vaudra infiniment mieux que de traîner dans
les hôpitaux ou dans les sanatoires.

Il faut ajouter que, même dans les cas les plus heureux, ceux où l'on obtient la disparition des lésions pulmonaires, ou seulement une amélioration équivalant à
la presque guérison, le traitement tonique ioduré devra
être poursuivi, même s'il paraît désormais superflu.
Les sujets guéris sont et resteront pour un temps
après la disparition des signes du mal dans un état sinon
d'imminence, du moins de susceptibilité morbide, mais
qui pourra s'atténuer à la longue. On commencera donc
par faire suspendre le traitement pendant un ou deux
mois, sauf à le faire reprendre, et l'on ne le fera cesser

définitivement qu'après s'être bien assuré que rien ne laisse à désirer au point de vue local ni dans l'état général du tuberculeux guéri.

B. — *Poussées aiguës au cours de la phtisie pulmonaire chronique.*

Il arrivera souvent qu'un tuberculeux commette des imprudences, et que, soit par incurie, soit par la force de circonstances dont il n'aura pas été le maître, il prenne un coup de froid; il en résultera pour lui, le plus ordinairement, une poussée congestive autour du foyer primitif avec formation granuleuse nouvelle.

En pareil cas, la première chose à faire sera de suspendre le traitement chronique; le malade se tiendra au repos au lit, et, si l'on est dans la saison froide, en une chambre modérément chauffée, dont on renouvellera fréquemment l'air, et dans laquelle on entretiendra constamment une athmosphère humide, sans exagération pourtant. On fera tous les deux jours une injection hypodermique d'huile camphrée à 0 gr. 20, de la révulsion au niveau de la poussée congestive au moyen de cataplasmes sinapisés, ou d'un rubéfiant quelconque, sauf à y appliquer ultérieurement un vésicatoire, si la congestion menace de traîner en longueur. On prescrira en même temps la potion formulée ci-après, ou tout autre équivalente comme action.:

Infusion de polygala	90 gr.	
Cognac authentique.................	}	
Sirop de codéine	}	ãã 30 cmc.
Acétate d'ammoniaque	5 à 6 gr.	
Teint. de gelsemium sempervirens ...	}	
— de lobelia inflata	}	ãã 1 gr. 50
— de rac. d'aconit	XXX gout.	
— de digitale..................	X gouttes.	

M. — Potion à prendre en un ou deux jours et à renouveler jusqu'à sédation de la toux. Prescrire en même temps des cachets renfermant :

> Bromhydrate de quinine . . . . . . o gr. 20 à 0, 25
> Salypirine . . . . 0,30 à 0,35

F. s. a., et que l'on fera prendre pendant 3 à 5 jours, le soir de préférence, à quelques heures d'intervalle, avec une tasse de liquide chaud (bouillon, grog léger, ou infusion anodine).

Dès qu'il se produira une sédation notable de la toux et de la poussée congestive, on remplacera cette prescription par la suivante :

> 1°   Eau dist. de tilleul . . . . 90 gr.
> Cognac authentique . . . . } ãã 30 cmc.
> Sp. d'écorces d'or. amères . . . . }
> Acétate d'ammoniaque. . . . . 5 gr.
> Teint. de gelsemium semperv. . . . . . . 1 gr. 50
>   — de rac. d'aconit . . . . XXX gout.
>   — de noix vomique . . . . XII à XX gout.
> Extr. de quinquina . . . . 1 à 2 gr.

M. s. a. Une grande cuillerée toutes les deux heures environ ; à continuer pendant plusieurs jours.

> 2°   Benzonaphtol. . . . . } ãã o gr. 10
> Benzoate de soude. . . . . }
> Lactose. . . . . o gr. 20

M. pour un cachet. F. 15 cachets semblables, que l'on prendra à la dose de trois par jour, un à la fois, le matin à midi et le soir, au moment des repas (solides ou liquides). Le régime devra être liquide au début, puis augmenté progressivement, au fur et à mesure de l'amélioration, si la langue ne reste pas saburrale.

Après quoi, c'est à dire, à sept à dix jours du début de la poussée aiguë, on reviendra au traitement chronique, en ayant soin toutefois de débuter par une injection de gaïacol camphré sans iodoforme.

Mais il se pourra que le coup de froid subi par le tuberculeux provoque, non une poussé de congestion franche mais une hémoptisie plus ou moins abondante. Le repos au lit dans la position horizontale, et une dose quotidienne de trente gouttes d'hydrastis canadensis, à prendre en trois fois et à continuer pendant plusieurs jours, réussiront le plus souvent à l'enrayer. Dans un cas urgent et en l'absence de secours médicamentaux, on pourrait faire prendre au malade trois tasses de café noir à vingt minutes d'intervalle. Ce moyen simple et à la portée de tous donnera de dix-huit à vingt-quatre heures de répit. On recourra, s'il y a lieu, aux autres prescriptions recommandées en pareils cas, boissons glacées, liens à la racine des membres, émé-tine, etc. Le traitement chronique pourra être repris quatre ou cinq jours après la cessation de l'hémorragie.

C. — *Tuberculose et diabète ; tuberculose et syphilis.*

Les auteurs les plus récents considèrent comme particu-lièrement grave la tuberculose survenant au cours de certains états pathologiques tels que le diabète ou la syphilis, et même fatale à bref délai. Telle n'était pas l'opinion des phtisiographes d'il y a trente à qua-rante ans, qui ne jugeaient de la gravité de la tuber-culose chez un diabétique que par la forme plus ou moins sérieuse du diabète lui-même. De fait, et s'il m'est permis de tirer une conclusion du petit nombre de cas de tuberculoses que j'ai eu à soigner chez des dia-bétiques, la maladie m'a paru encore plus facilement curable et par un traitement beaucoup plus simple que chez les non diabétiques. Quelles que soient les idées que l'on puisse avoir sur la pathogénie du diabète, il est certain qu'il y a des diabètes plus graves les uns que les autres, et que cette gravité, d'une manière générale, n'est souvent nullement en rapport avec la quantité de glucose émise par les urines; c'est-à-dire, qu'un malade se trouvera plus incommodé de son diabète avec 8 ou 10 grammes de glucose par litre, que tel autre qui est émet une quantité de dix fois supérieure. Il est non moins certain que l'usage méthodique de certaines substances médicamenteuses réussit à diminuer, sans régime spécial, la quantité de glucose dans les urines, aussi bien sinon mieux que le régime antidiabétique le plus rigoureux; de ce nombre sont la teinture d'iode, le sulfite de soude, etc. Mais il en est une qui tout en diminuant notablement la quantité de sucre émise par les urines, a une action des plus heureuses sur les lésions tuberculeuses des diabétiques : je veux parler du sulfate de strychnine, dont d'ailleurs je conseille un emploi copieux chez les tuberculeux vulgaires. Mais chez les diabétiques il faudra le prescrire à doses encore plus fortes, et l'on pourra débuter par la dose quotidienne de trois milligrammes sauf à la porter progressivement, en peu de jours, à celle de six milligrammes, et même exceptionnellement à celle de huit milligrammes ou d'un centigramme. A dose suffisante de ce médicament, le diabète, dans les cas qu'il m'a été donné d'observer, a disparu complètement ou à peu près, et les lésions tuberculeuses tout à fait. Quant au régime je le réduis pour la plupart des diabétiques au strict minimum que voici : usage, aux repas, de pommes de terre cuites à l'eau au lieu de pain, ou mie de pain de ménage rassis; suppression du sucre cristallisé, et surtout dévié (patisseries, etc.), dans l'alimentation, ainsi que des sauces au roux ou au blanc. Je reconnais pourtant sans peine qu'un régime très strict est absolument nécessaire à certains diabétiques.

Quant à la tuberculose des syphilitiques, elle n'est pas plus grave que celle des diabétiques. Ce qui en fait la gravité, c'est que les sujets syphilitiques qui en sont atteints sont le plus souvent gavés de mercure; les incohérences et les abus de la médication mercurielle affaiblissent et épuisent l'organisme et préparent un terrain favorable à l'éclosion de la tuberculose. Quant au traitement à appliquer aux syphilitiques tuberculeux il ne différera pas de celui de la tuberculose chronique; mais on pourra le combiner si l'on veut avec un traitement mercuriel très modéré comme celui préconisé jadis par Liégeois, de manière à agir efficacement sur la syphilis, sans aggraver les lésions tuberculeuses.

D. — *Tuberculose et grossesse.*

Il est hors de doute qu'une grossesse survenant chez une femme atteinte de tuberculose, aggrave son état, et que la maladie ainsi aggravée, qu'elle soit livrée à elle même, ou traitée d'une manière insuffisante, ou même traitée d'après les méthodes actuelles, précipite ordinairement le dénouement fatal. Pourtant, d'après quelques rares cas observés, je puis certifier que le traitement indiqué plus haut pour la phtisie commune donnera au cours de la grossesse d'excellents résultats, et même, dans certains cas, pourra-t-on autoriser l'allaitement pendant les deux ou trois premiers mois. Le rôle du médecin sera plus facile si la tuberculose survient pendant la gestation, surtout si le mal est traité dès le début. La seule différence avec le traitement ordinaire, c'est que des injections de cacodylate de soude et de sulfate de strychnine (de 0, 05 et 0,002 respectivement), simultanément faites tous les cinq jours pendant six à dix semaines, suffiront, avec la potion iodurée tonique et stimulante, à enrayer l'évolution du mal. Mais cette potion alternée avec des préparations de noix vomique (sulfate de stry-chnine ou gouttes amères de Baumé de préférence) associées ou non à une petite dose de liqueur de Fowler ou d'arséniate de soude, devra, être prise régulière-ment pendant toute l'année qui suivra la délivrance.

CHAPITRE VI.

PHASES FÉBRILES DE LA TUBERCULOSE. Y A-T-IL UN TRAITEMENT A LEUR OPPOSER ? — TRAITEMENT DE CERTAINS SYMPTOMES SPÉCIAUX, TOUX ÉMÉTISANTE, SUEURS NOCTURNES.

Quelle que soit la forme qu'affecte la fièvre chez les tuberculeux, elle n'est pas due à une cause unique, et, suivant son origine elle revêtira telle forme plutôt que telle autre. Théoriquement, et quoique, dans la pratique, les causes de la fièvre puissent entrer simultanément en jeu, on distingue plusieurs phases fébriles au cours de la tuberculose pulmonaire.

Il y a, en premier lieu, ce que l'on a appelé *la fièvre de granulation*, ou *de tuberculisation*. Elle coïncide avec la formation ou le dépôt dans l'appareil respiratoire de dépôts morbides, granulations, tubercules. Elle peut être précédée elle-même d'une phase que l'on pourrait appeler fièvre de germination, et qui correspond à la période d'invasion infectieuse, autrement dit de bacillémie. On comprendra sans peine que la fièvre de tuberculisation puisse passer inaperçue et, en fait, beaucoup de tuberculeux sans le savoir, et les tuberculeux qui s'aperçoivent tardivement de leur mal, ne paraissent pas avoir éprouvé de réactions fébriles assez fortes ou assez répétées pour attirer leur attention, ou du moins la faire rapporter à leur cause réelle. La fièvre liée aux formations granuleuses secondaires est bien plus facile à observer chez les malades en cours de traitement, quoiqu'assez souvent une cause secondaire de fièvre, celle qui est due à une poussées conges-

4

tive intervienne en même temps. La fièvre de granulation ou de tuberculisation, la plus précoce de toutes pour les auteurs du passé, est, dans l'immense majorité des cas, intermittente, quotidienne, à accès vespéral, avec stades plus ou moins nettement marqués. Le type inverse, assez fréquent par contre dans la granulie aiguë, s'observe rarement, comme d'ailleurs la forme rémittente, qui, elle, accompagne plutôt les formations granuleuses secondaires.

La *fièvre d'inflammation*, subcontinue, à maximum vespéral, et d'une durée égale à celle de la broncho-pneumonie ou de la pneumonie intercurrente qui la provoque, se confond souvent avec la précédente dans les formations spécifiques tardives que ces inflammations compliquent fréquemment.

Le ramollissement des tubercules peut également s'accompagner d'une poussée fébrile du même type que la précédente, et, ne pouvant s'en différencier que par l'examen stéthoscopique. Cette *fièvre* dite *d'excavation ou d'ulcération*, est en somme l'analogue de l'élé-vation de température qui accompagne toute formation phegmoneuse.

La fièvre d'ulcération sert de point de départ à la *fièvre* dite *de résorption*, (ou hectique, dans la période ultime de la maladie.) Elle est essentiellement produite par la résorption des produits de nécrobiose pulmonaire, des secrétions bronchiques et caverneuses. Elle est accentuée le plus ordinairement par l'absorption des toxines élaborées dans ces produits pathologiques normaux des ulcérations bronchiques et caverneuses par les micro-organismes variés, qui s'y développent avec une incroyable rapidité. De type intermittent à accès vespéral, ou intermittent double quotidien au début et si les produits de l'expectoration sont relativement peu abondants et facilement expulsés, elle est d'une durée indéfinie, elle répond plus communément au type rémittent, à chute matinale marquée, et la fin du paroxysme dans les deux types s'accompagnerait de sueurs profuses. Mais il est vraisemblable que ces sueurs sont en majeure partie, sinon uniquement, sous la dépendance des toxines élaborées en excès par les voies digestives.

Naguère les auteurs étaient d'avis que la fièvre, quelle que fût son origine, devait être constamment, imperturbablement traitée, quoique simple élément symptomatique, comme étant par elle-même un processus de consomption. D'où la prescription de moyens thérapeutiques médicamenteux divers, qui, à la vérité, ont paru quelquefois et comme par aventure, avoir un heureux effet sur les malades. Aujourd'hui l'on convient que le traitement de la fièvre est très difficile, que les médicaments sont inutiles le plus souvent, et qu'ils ne réussissent au fond qu'à fatiguer l'estomac souvent défectueux des malades ; qu'il vaut mieux user des moyens physiques et des traitements externes, repos, aération, révulsifs, compresses humides, drap mouillé, balnéation méthodique chaude ou tiède, de patience enfin.

Au fond, seul le traitement indirect de la fièvre est rationnel, je veux dire celui des causes elles mêmes, et, en fait, les agents médicamenteux que l'on a essayé d'opposer directement à l'élément fièvre n'avaient et ne pouvaient avoir d'action que sur l'état général des malades ; peut-être les doses excessives que l'on a cru devoir en prescrire d'une manière générale ont elles restreint les succès. Mais seraient-ils employés dans l'un ou l'autre but et à quelque dose que ce soit, leur action en fin de compte serait nulle au point de vue curatif de la **tuberculose elle-même**.

Avec le traitement indiqué plus haut il n'y a pas à

se préoccuper de l'élément fièvre. Les injections gaiaco-
lées comme je l'ai dit, par leur action élective en quelque sorte sur l'appareil respiratoire, et faites avec
circonspection, le malade faisant d'ailleurs le nécessaire
pour éviter toute aggravation du mal, tarissent les
sécrétions, s'opposent à la formation de granulations
ou de tubercules nouveaux, supprimant ainsi les
principales causes de la fièvre. L'élimination ou la
transformation inoffensive des produits morbides
est facilitée par l'iodoforme associé au gaïacol, le cacodylate, quand on peut le faire prendre, et l'iodure ; et
le malade s'il est placé dans des conditions hygiéniques parfaites, s'il ne fait d'ailleurs aucun écart,
de quelque nature que ce soit, ne peut alors que marcher
vers la guérison. Ces conditions, sans doute, seront
difficiles à réaliser chez beaucoup de malades, et, dans
la classe ouvrière, on aura constamment à lutter contre
l'usage immodéré des boissons fermentées ; plus
ardue peut-être sera la lutte contre l'usage quotidien,
même modéré, des spiritueux et surtout des boissons
spiritueuses à essences, comme l'absinthe.

Ce n'est que dans les poussées aiguës, conséquence
ordinaire des refroidissements que l'on aura momen-
tanément à faire usage de quinine. Encore dans ma
pratique n'employé-je qu'une dose faible de bromhy-
drate plutôt à titre de tonique général qu'à titre d'anti-
fébrile proprement dit.

Toux émétisante des tuberculeux. — Ce symptôme
si pénible pour les malades n'est que fort rarement
sous la dépendance des lésions pulmonaires. On peut
même dire que, chez les 95 pour 100 au moins des tuberculeux, la toux dite émétisante, est une toux réflexe
d'origine gastro-intestinale. Ce qu'il y a de remarquable c'est qu'elle prend les malades au cours de la di-

gestion plutôt à la fin de cette opération qu'immédiatement après les repas, débute par un picotement ou un chatouillement du larynx qui se reproduit continuellement, s'accompagne d'une expectoration nulle ou à peu près et cesse comme par enchantement si le malade rend par un vomissement le bol alimentaire ; au cas contraire, elle peut durer des heures entières Le meilleur traitement, sera le traitement préventif, c'est-à-dire une réduction plus ou moins sensible de l'alimentation. Il y aura lieu avec les malades peu dociles, d'user d'une poudre absorbante telle que la suivante :

Magnésie calcinée.............. ⎫
Lactose................................. ⎬ ãã 12 gr.
                                                ⎭

Sous nitrate de Bismuth..... ⎫
Craie préparée et lavée..... ⎬ ãã 8 gr.
                                                ⎭

M. une très forte pincée au moment des repas de midi et du soir. Ce dernier sera excessivement léger.

Si malgré tout il se produit une crise de toux et qu'elle menace de se prolonger, on fera prendre au malade une cuillerée à café de cette même poudre dans un peu d'eau ; ou encore, de demi heure en demi heure, jusqu'à cessation de la quinte, une cuillerée à entremets de la potion :

Eau chloroformée saturée. ⎫
Sirop d'éther .... ⎬ ãã 45 cmc.
                                            ⎭
Teint de condurango blanc   1 gr.
Gouttes noires anglaises..   X à XX gouttes. M.

La toux ne résistera pas à ces moyens très simples et inoffensifs.

Sueurs nocturnes des tuberculeux. — On peut dire des transpirations profuses des tuberculeux qu'elles ont, comme la toux émétisante, une origine gastro-intestinale. Elle peuvent se produire après chaque repas mais le plus ordinairement c'est pendant la nuit que les malades les éprouvent et plutôt vers le matin. Là encore mieux vaudra prévenir que guérir, et conseiller au malade indubitablement gastropathe en même temps que tuberculeux, de s'abstenir du repas du soir et de le remplacer par trois tasses d'un liquide à son choix, bouillon, lait pur ou coupé d'eau gazeuse, qu'il prendra de deux heures en deux heures ou de trois en trois à partir de quatre ou cinq heures de l'après-midi. L'estomac n'étant plus surchargé, il ne se produira pas de transpiration. Comme pis aller on pourra prescrire une poudre absorbante, qui fera merveille le plus souvent au début, mais ne réussira pourtant plus à la longue, si le malade ne s'astreint pas à alléger tout-à-fait son repas du soir.

CHAPITRE VII.

RÉGIME DES TUBERCULEUX ET TRAITEMENT DES
TROUBLES DIGESTIFS AU COURS DE LA PHTISIE PUL-
MONAIRE. ALIMENTATION DES TUBERCULEUX FÉBRI-
CITANTS.

On a prétendu naguère et beaucoup de médecins
sont imbus de ce préjugé « qu'il faut tout à la fois
donner aux tuberculeux une alimentation telle qu'elle
puisse constituer d'une part une ration d'entretien, et
de l'autre une ration d'épargne capable de prévenir
la cachexie et de rendre le poids préalablement perdu ».
Je ne sais qui a eu le premier l'idée de vouloir faire
de l'organisme des tuberculeux, comme un magasin
à réserves alimentaires, mais c'est bien de là qu'est née
la suralimentation. Avec la tendance naturelle qui
existe chez beaucoup de malades, surtout dans la
classe populaire, à se croire à moitié mort tout au moins,
si l'on ne mange pas, l'excès est bientôt arrivé; et l'on
peut dire, sans être taxé d'exagération, que la suralimentation, telle que la conçoivent, et le public, et
même, il faut le dire, beaucoup trop de médecins, a
tué plus de gens que la tuberculose elle-même. Vouloir
fournir à l'organisme une alimentation supplémentaire
en dehors de celle qui suffirait à un travailleur en bon
état de santé, et ce, dans le but de lui permettre de résister victorieusement à l'invasion du bacille, est sans doute
une idée très ingénieuse théoriquement. Mais, dans la
pratique, elle n'a engendré et n'engendrera jamais
que des désastres. Ce qui a contribué à donner des
illusions c'est qu'une nourriture carnée excessive sem-

ble tout d'abord stimuler les fonctions gastriques. Plus on mange de viande, surtout de viande crue, et plus l'estomac secrète de sucs digestifs. Mais on a beau dire que « l'estomac est la place forte des phtisiques et l'alimentation leur moyen de défense », cet organe ne peut suffire longtemps à ce surmenage, et, en fin de compte, estomac et intestin ne fabriquent plus que des poisons azotés dangereux (créatine, créatinine, corps de la série purique, etc.) En outre, la suralimentation, comme l'a très bien démontré le professeur Gautier, charge de graisse le foie, le cœur, les reins et s'oppose à leur fonctionnement régulier. L'on conçoit dès lors sans peine qu'un organisme, envahi d'une part par la tuberculose, desservi d'autre part, au lieu d'être défendu, par des organes devenus insuffisants et même nocifs, ne puisse résister bien longtemps : les lésions pulmonaires s'étendent et le malade consumé par une fièvre devenue quotidienne, et intoxiqué de toutes parts, ne tarde pas à succomber.

Quel est donc le régime qu'il convient d'imposer aux tuberculeux? Comme l'ont dit et répété avec insistance des phtisiologues éminents, les prof. Jaccoud et Peter, pour ne citer que ceux-là, il ne faut pas dépasser la capacité digestive du malade que l'on traite. On peut bien essayer de stimuler l'activité d'un estomac qui n'est pas à même d'absorber et d'assimiler un minimum suffisant d'aliments ; mais il faut se garder de pousser cette excitation au-delà de certaines limites, et se bien mettre dans l'esprit qu'un phtisique ne guérit pas parce qu'il engraisse par des moyens factices, mais qu'il restaure ses forces et son embonpoint quand il guérit. D'ailleurs les inconvénients d'une alimentation trop abondante apparaissent bien vite chez les malades à éréthisme vasculaire accentué, et prédisposés aux hémoptisies. Que, chez eux, l'on restreigne fortement la nourriture, la tension vasculaire subira aussitôt une modification favorable. De nombreux auteurs se sont plus spécialement chargés d'élucider les questions de diététique, entre autres, MM. Penzoldt, Labbé, Laufer et plus récemment Rieu. Je renvoie à leurs savants travaux ceux qui, férus d'exactitude, voudront être fixés à quelques grammes près sur la quantité d'aliments qu'il faudra faire absorber aux malades. Ils y trouveront force détails sur les divers régimes alimentaires et la digestibilité des aliments.

Pour ma part je ne crains pas d'avancer qu'il n'y a pas de régime spécial à imposer au tuberculeux qui a un bon appétit et dont les fonctions digestives se font d'une manière normale. A comparer le régime que donnait jadis le prof. Jaccoud, avec d'excellents résultats, et celui si différent recommandé naguère par le docteur Ferrier, inventeur de la recalcification, avec de non moins bons résultats à ce qu'il prétend, il y aurait de quoi rendre sceptique le plus croyant des médecins : ces divergences prouvent que les questions de régime ont au fond une importance secondaire, et que le médecin doit avant tout obtenir, chez les tuberculeux qu'il est appelé à traiter, un fonctionnement aussi parfait que possible des organes de la digestion. Pour atteindre ce but, il sera peut-être bon de faire tout d'abord la rééducation du malade sur la façon dont il faut manger. Que de gens en général, que de tuberculeux en particulier, ne savent pas manger, mangent surtout trop vite, sans se donner la peine de mâcher ! Et je ne parle pas des irrégularités dans les heures des repas, et de l'abondance parfois excessive de ces derniers. Donc en premier lieu il conviendra de *recommander aux tuberculeux de bien mâcher leurs aliments quels qu'ils soient; de ne pas manger trop hâti-*

vement, ce qui soulagera sensiblement l'estomac ; de ne faire qu'un seul bon repas par jour, à midi; de ne manger que du pain de ménage rassis ; d'éviter les mets par trop indigestes; de ne jamais boire de vin pur après les repas. En suivant ces prescriptions en somme à la portée de tous, les malades éviteront tous les désagrements immédiats ou éloignés des digestions difficiles, et l'estomac restreint à son rôle propre, et aussi les intestins, fonctionneront normalement. L'on aura de la sorte facilement raison, sans médicaments, des troubles gastro-intestinaux peu accentués.

Où commencent les difficultés et l'incertitude, c'est lorsque ces troubles sont accentués et datent de loin. Il faudra bien aussi, dans ces cas, faire les mêmes recommandations; leur observation seule amènera souvent un soulagement notable, mais pas toujours suffisant au gré des malades et eu égard aux lésions pulmonaires qui iront d'autant mieux vers la guérison que les fonctions digestives se feront d'une façon plus régulière. J'ai déjà dit que dans les embarras gastro-intestinaux peu accentués mais tenaces, caractérisés par une langue saburrale le matin au réveil, de petites prises de salol d'un quart de gramme seulement réussissaient très bien et suffisaient le plus souvent. Mais on pourra varier les formules suivant les troubles existants, et avoir recours aux eupeptiques pour les simples dypepsies fonctionnelles. Si la dyspepsie est due aux altérations des glandes et des sécrétions, aux changements dans l'excitabilité des fibres musculaires, ce que l'on soupçonne par une induction toujours un peu vague, et point par appréciation directe, il n'y a pas de règle thérapeutique applicable : les poudres absorbantes exerceront toujours alors une sédation manifeste, et c'est probablement là tout le secret de la poudre récalcifiante du docteur Ferrier; on pourra, suivant

les cas, user encore des alcalins, ou des acides, ou des
sédatifs directs, ou encore des sels purgatifs à petite
dose, non évacuante. Le régime alimentaire dans ces
cas échappera, de même que la thérapeutique, à toute
règle fixe. On se trouvera pourtant toujours bien de
faire cesser à ces malades l'usage du pain, que l'on remplacera, soit par des pommes de terre cuites à l'eau
et absorbées chaudes, soit par des biscottes, tout en leur
conservant leur régime habituel si la chose est possible.

Mais il est des dyspepsies, particulièrement fré-
quentes, même à la campagne, depuis que sévit l'épidémie grippale, à la fois sérieuses et tenaces, et dont
la persistance aggrave rapidement la situation des
malades, en tant qu'elles s'opposent presque à toute
alimentation, et rendent l'assimilation impossible. Ces
dyspepsies sont caractérisées souvent par une langue
très saburrale, une anorexie complète, avec état nau-
séeux plus ou moins accentué, et prostration complète
des forces. Dans de tels cas, et quelle que puisse être
d'ailleurs la gravité ou l'étendue des lésions pulmonaires,
je n'hésite pas à imposer aux malades pour tout le
temps nécessaire le régime liquide le plus rigoureux;
d'abord, pendant un ou deux jours, trois s'il y a lieu,
rien que de l'eau bouillie; puis du bouillon de légumes
(pommes de terre, carottes, et poireaux) légèrement
salé; puis ce même bouillon plus ou moins additionné
de lait, alterné avec du bouillon de poule, avec parfois
une petite quantité d'un vin généreux. Pour combattre la prostration des forces je prescris dès le début
une potion stimulante et tonique telle que la suivante :

> Eau distillée de tilleul....   90 gr.
> Cognac authentique .... ⎫
> Sirop d'écorces d'or. am. ⎬ ãã 30 *cmc.*

Acétate d'ammoniaque.. 5 à 8 gr.
Extr. de quinquina ..... 1 gr. à 1 gr. 50.
Teint. de noix vomique.. X à XX gouttes.

M.; et, contre l'état gastrique, outre le régime, de petites prises de benzonaphtol suivant la formule :

Benzonaphtol .... }
Bicarbonate de soude.... } ãã o gr. 10.
Lactose et sucre pulvérisé   ãã o gr. 15.

pour un paquet. F 30 paquets semblables à prendre à la dose de trois par jour, un le matin, à midi et le soir, délayé dans une cuillerée d'eau.

Après un temps plus ou moins long, mais qui peut durer des semaines la langue devient moins saburrale, et l'appétit renaît faiblement, mais sans pour cela que l'estomac soit en état de supporter encore une nourriture substantielle. Souvent même ni le bouillon de bœuf, ni le lait pur ne sont tolérés. On peut très bien par contre recourir au suc de viande crue, (si l'on est assuré de s'en procurer de fraîche), ou mieux encore au suc de viande préparé industriellement, que l'on peut toujours se procurer aisément et qui, délayé dans du bouillon froid, ou une eau minérale gazeuse, sera accepté par l'estomac. Mais quelle que soit le suc prescrit, il vaudra mieux n'en pas faire absorber pendant plus d'une semaine, sauf à y revenir une semaine après, et ainsi de suite. Dans les semaines intercalaires on pourra faire entrer dans l'alimentation des malades, soit de la gelée de viande à prendre dans du bouillon de légumes, ou en nature, légèrement aiguisée de jus de citron, soit de ces bonnes vieilles préparations si prisées de nos pères, telles que le bouillon concentré de veau, cuisses de grenouilles et escargots, la gelée de lichen, etc. J'ajouterai à propos du lait si mal ou même point toléré dans bien des cas, qu'il y a toujours moyen d'en faciliter la digestion : d'abord en ne le faisant absorder que légèrement salé, et, si ce moyen est insuffisant, en faisant prendre, immédiatement avant chaque tasse, une grande cuillerée d'une solution d'acide phosphorique officinal et de phosphate acide de soude (o gr. 10 et o gr. 20 respectivement par cuillerée.) L'acide phosphorique rendra le lait facile à digérer ; il a en outre le précieux avantage d'être un remarquable stimulant nervin.

Les malades finiront par pouvoir très lentement mais progressivement revenir à une alimentatation ordinaire. Grâce à la potion stimulante tonique, aux injections de strychnine qu'on peut leur faire en même temps que celles de gaïacol et dans l'intervalle de cette dernière, ils arrivent à ne pas se décourager. Dans des cas particulièrement rebelles je n'ai pu arriver à combattre efficacement l'état gastrique qu'en faisant prendre quoditiennement une dose de cinq à dix gouttes de teinture d'iode de récente préparation.

Il s'en faut heureusement que tous les cas soient aussi tenaces parmi les tuberculeux dyspeptiques. Mais cet état quelque long qu'il soit à combattre n'est point incompatible avec une amélioration concomittante, et parfois même plus hâtive des lésions pulmonaires, comme je l'ai encore constaté tout récemment chez une malade en cours de traitement. Il arrivera parfois que l'embarras gastro-intestinal d'un tuberculeux soit lié à l'existence chez ce malade d'une inflammation chronique de l'appendice vermiforme. On sait, en dehors des crises aiguës, et des crises peu graves à répétition, quels sont les symptômes bizarres auxquels peut donner lieu cette affection. Quand il s'agit d'inflammations simples, conséquence le plus ordinairement d'infections grippales, le traitement général indiqué suffira à les faire disparaître à la longue ; mais on sera obligé d'y adjoindre le plus souvent de la révulsion, que l'on fera au niveau de l'organe malade, de préférence à l'aide de pointes de feu renouvelées, s'il y a lieu, une ou deux fois à huit à douze jours d'intervalle. Si l'inflammation résiste à ces moyens, c'est qu'elle sera entretenue par une cause secondaire, un calcul le plus souvent. La conduite à tenir en pareil cas sera dictée par cette cause secondaire, et les circonstances, et surtout par l'état général du malade.

Quant au *régime des tuberculeux fébricitants*, il consistera dans la diète liquide, si la fièvre est sous la dépendance d'une poussée congestive aiguë et tant que cette poussée ne sera pas à son déclin. En dehors de ce cas et quelle que soit d'ailleurs l'origine de la fièvre, (f. de tuberculisation, d'ulcération ou de ramollissement, de résorption), il faudra alimenter les malades dans la mesure où le permettra l'état de leurs voies digestives, et suivant ce qui a été dit plus haut, en évitant soigneusement toute exagération de nature à troubler les fonctions de l'estomac.

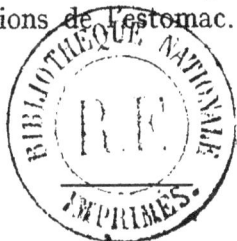

TABLE

—

CHAPITRE PREMIER

CHAPITRE II

CHAPITRE III

CHAPITRE IV

CHAPITRE V

CHAPITRE VI

CHAPITRE VII

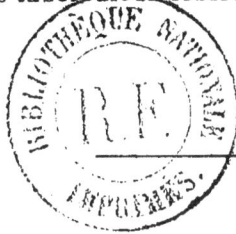

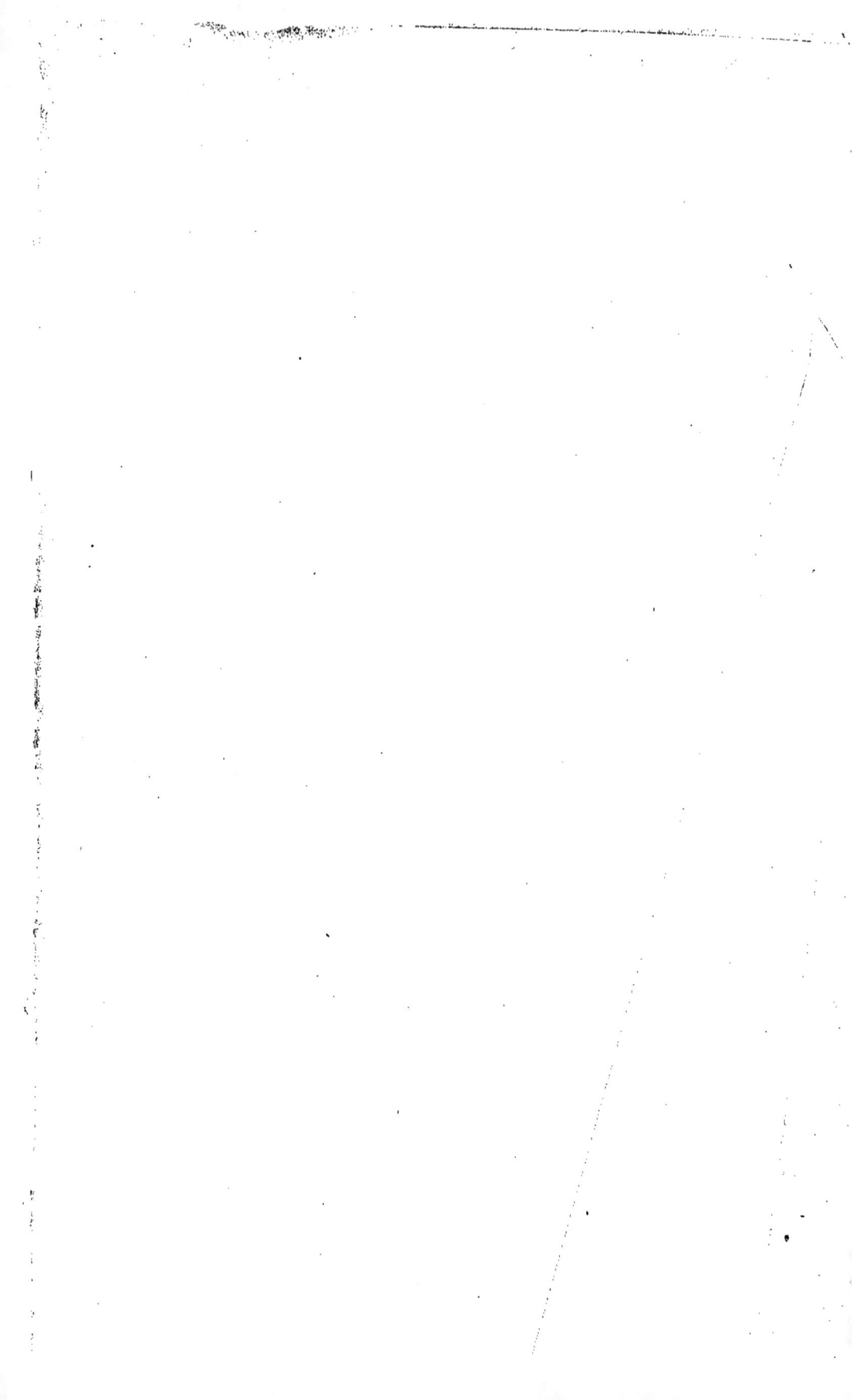

www.ingramcontent.com/pod-product-compliance
Lightning Source LLC
Chambersburg PA
CBHW070907210326
41521CB00010B/2090